玛卡传奇

——调节荷尔蒙的植物MACA

主　编　戴圣博

副主编　戴　盛

华龄出版社

2014 · 北京

图书在版编目（CIP）数据
玛卡传奇 / 戴圣博主编 — 北京：华龄出版社，2014.7
ISBN 978-7-5169-0473-2

Ⅰ. ①玛... Ⅱ. ①戴... Ⅲ. ①药用植物-普及读物
Ⅳ. ①S567-49

中国版本图书馆CIP数据核字(2014)第153228号

书　　名：玛卡传奇——调节荷尔蒙的植物MACA
作　　者：戴圣博主编　戴盛副主编
责任编辑：赵　海　高志红　阎桢圆
封面设计：黄锡权
责任印制：李未圻

出版发行：华龄出版社　邮政编码：100009
地　　址：北京市西城区鼓楼西大街41号
发 行 部：010-84044445
传　　真：010-84039173
经　　销：全国各地新华书店

印　　刷：北京墨阁印刷有限公司
开　　本：710mm×1000mm　1/16
印　　张：6
字　　数：70千字
版　　次：2014年7月第1版
印　　次：2014年7月第1次印制

定　　价：29.80 元

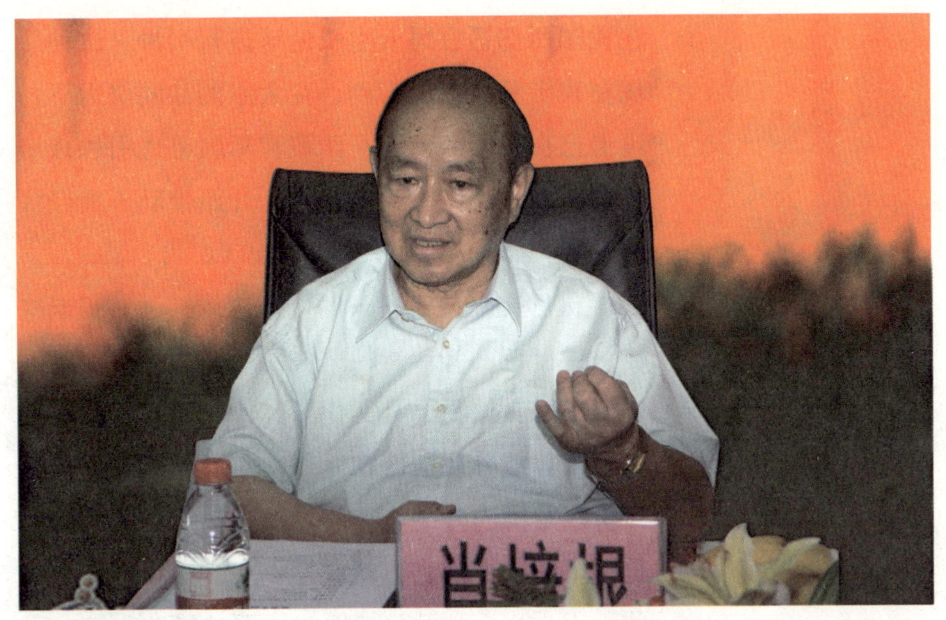

序

健康可说是一个永恒的话题。人们对于健康的需求也总是由低级向着高级、由单一向着多元化的方向发展。

中国需要了解世界，需要向各国优秀的传统文化学习。就像玛卡（Maca）是南美古印加土著居民,面对高原严酷的自然条件在实践中凝聚出来的一种珍贵药食两用植物。长期服用后，使得体力增强、精力充沛、消除焦虑，提高了生殖活力。这样一种植物却关系到了古印加帝国的兴衰，成为古印加文明中的一个重要内容。这不得不视“玛卡”为一种传奇，难怪秘鲁尊之为秘鲁的“国宝”。十余年前，国际上便十分关注它的保健功能，同时也为其处于珍稀濒危的状态担忧。因而我曾撰文《玛卡——全球瞩目的保健食品》，希望能引起国人们的关注与重视，并建议在我国西部适宜玛卡生长地区进行引种、试种。现在我十分高兴地看到，在大家的共同努力下，玛卡已在我国的云南、西藏和新疆等地引种栽培成功，而且还进入了产业化，开始带动当地经济的发展。

健康更需要有科学的支撑与传播。对玛卡这样一种传奇而又珍贵的药食两用植物，人们不但要想了解其植物、其文化、其特点、其历史、其主要营养成分和活性物质，其药理作用和安全性评价以及国内外的应用和开发情况等等。我们愈是深入的去了解它，就愈能更好的去利用它。因此，很高兴看到戴聖博医生所写这样一本综合而又通俗介绍玛卡的科普读物。

相信这样一本著作，一定会对广大资源开发工作者，特别是辛勤在广大西部地区筹划和发展经济的工作者，能从中得到灵感和启发，从而使玛卡的研发、生产、种植和推广更上一个层次。

有鉴于此，乐为之序。

肖培根

中国工程院 资深院士

中国医学科学院药用植物研究所 名誉所长

2014年7月1日

序

健康可说是一个永恒的话题。人们对于健康的需求也总是由低级向着高级、由单一向着多元化的方向发展。

中国需要了解世界，需要向各国优秀的传统文化学习。就像玛卡（Maca）是南美古印加土著居民面对高原严酷的自然条件在实践中凝聚出来的一种珍贵药食两用植物。长期服用后，使得体力增强、精力充沛、消除焦虑，提高了生殖活力，这样一种植物都关系到了古印加帝国的兴衰，成为古印加文明中的一个重要内容。这不得不视"玛卡"为一种传奇，难怪秘鲁尊之为秘鲁的"国宝"。十余年前，国际上便十分关注它的保健功能，同时也为其处于珍稀濒危的状态担忧。因而我曾撰文《玛卡——全球瞩目的保健食品》，希望能引起国人们的关注与重视，并建议在我国西部适宜玛卡生长地区进行引种、试种。现在我十分高兴地看到：在大家的共同努力下，玛卡已在我国的云南、西藏和新疆等地引种栽培成功，而且还进入了产业化，开始带动当地经济的发展。

健康更需要有科学的支撑与传播。对玛卡这样一种傳奇而又珍贵的药食两用植物，人们不但要想了解其植物、其文化、其特点、其历史、其主要营养成分和活性物质、其药理作用和安全性评价以及国内外的应用和开发情况，等等。我们愈是深入地去了解它，就愈能更好地去利用它。因此，很高兴看到戴坚博医生所著这样一本综合而又通俗介绍玛卡的科普读物。

相信这样一本著作，一定会对广大资源开发工作者、特别是辛勤在广大西部地区筹划和发展经济的工作者，能从中得到灵感和启发，从而使玛卡的研发、生产、种植和推广更上一个层次。

有鉴于此，乐为之序。

肖培根

中国工程院资深院士
中国医学科学院药用植物研究所名誉所长

2014—7—1

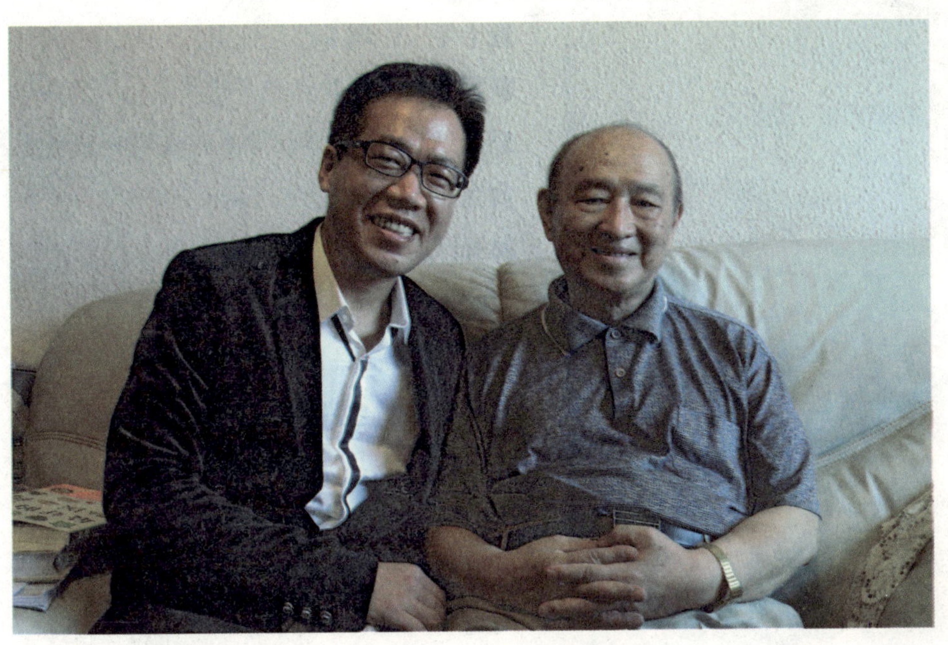

2014年6月，戴圣博博士（左）前往肖培根（右）院士家中拜访并合影

前言

——解读男人的幸福密码

玛卡作为秘鲁国宝，第一次出现在国人的视野，始于2001年8月。其时，中国药用植物学泰斗肖培根院士在《国外医药·植物药分册》上首次发表《玛卡——全球瞩目的保健食品》，我因此有机会结识华中科技大学余龙江教授，在国内较早关注玛卡研究和开发。

2001年9月，中国中央电视台《新闻30分》正式报道玛卡对男性健康方面的研究和突破后，玛卡开始更广泛认可。2002年原中国卫生部批准玛卡作为保健食品进入中国。2007年，中国药用植物学泰斗肖培根院士在《世界科学技术·中医药现代化》再次发表《秘鲁特产药用植物玛卡研究的新进展》，受到国际众多有识之士的关注和身体力行。

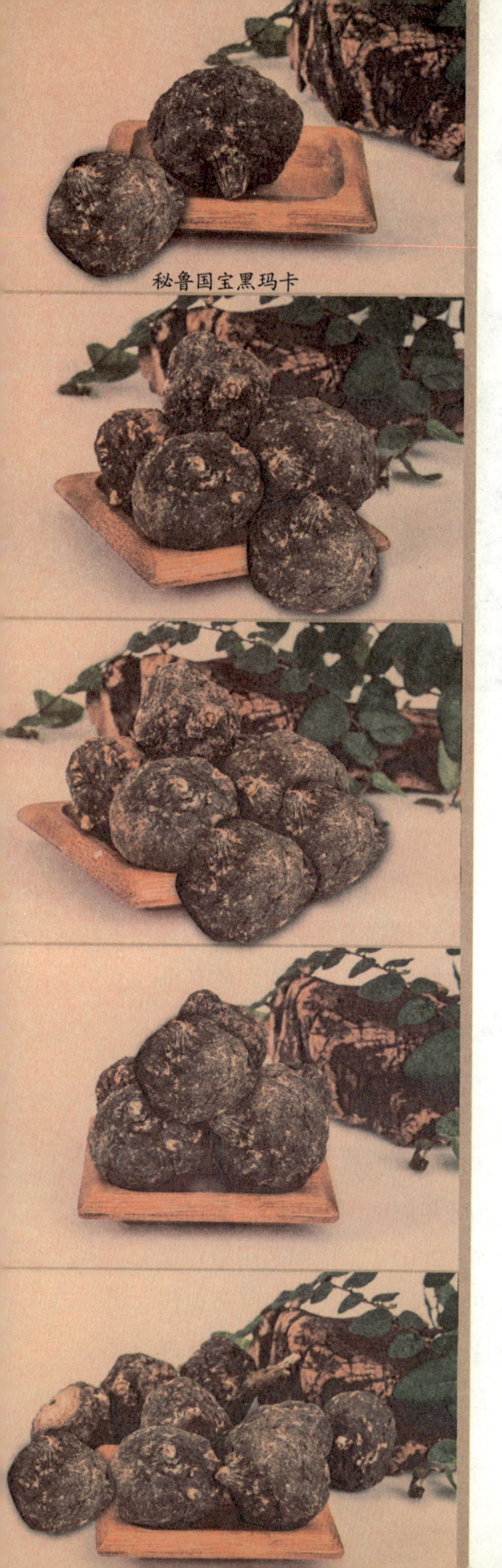
秘鲁国宝黑玛卡

近十年来，玛卡已经分别在云南、西藏、新疆等地引种并已经开始产业化。2011年5月，原中国卫生部批准玛咖粉为新资源食品，玛卡功能组分研究被列入“国家863计划”后，极富传奇与神秘色彩的玛卡，正逐渐吸引着全国人民的目光。

玛卡产自南美洲的秘鲁，英文名“MACA”来自古印加土著语，原意是“大地母亲”。5800年来，生活在该地区的印加人以玛卡为食，逐渐发现玛卡可以增强体力、充沛精力、消除焦虑、提高生育能力及性能力。印加人坚信：正因为有了玛卡，男人才能像太阳般发出炙热的光芒，女人才能像月亮般萦绕动人的妩媚。因而他们把玛卡当作母亲来顶礼膜拜。

近百年来，由于战争等原因，玛卡的种植面积日渐减少，几乎濒临绝种。直到1982年，在联合国等多个组织的努力下，濒临危稀的植物玛卡才得以逐步推广。1992年联合国粮食及农业组织罗马宣言将玛卡作为最佳的营养补充剂向世界各国推荐。2001年美国食品及药物管理局（FDA）通过了玛卡进入美国保健食品的论证，同年美国专利局批准玛卡有效成分的专利保护，并为其命名为玛卡烯和玛卡酰胺。2001年底，美国太空总署（NASA）开始将玛卡作为宇航员的太空食品。2002年玛卡成为韩日世界杯运动员指定营养品。原秘鲁总统藤森对玛卡赞不绝口，连任三届十年，多次把玛卡作为珍贵礼物赠予日本天皇、西班牙国王等各国首脑政要。他说：秘鲁的玛卡就是秘鲁的骄傲，是安第斯山神赐予秘鲁的国宝！

玛卡的作用主要是两个方面：一方面，玛卡中含有55种高单位营养素，包括8种必需氨基酸、多种维生素、微量元素、不饱和脂肪酸等等。1克玛卡中含有的营养成分相当于1000克各类蔬菜瓜果的总和。另一个方面，玛卡中含有独一无二的两种物质——玛卡烯和玛卡酰胺，而且证实用化学方法无法人工合成。这两种物质作用于荷尔蒙调控器，可能通过Adaptogen effect，使荷尔蒙天平保持平衡。对于男性而言，玛卡作用于下丘脑—垂体—肾上腺这个生命轴，健康男性每天有15–20个有节律的脉冲为正常的生理周期，很多男性出现的慢性疲劳综合征与荷尔蒙失调密切相关。对女性而言，玛卡作用于下丘脑—垂体—卵巢这个生命轴，月经是女人健康的晴雨表，很多女性不到45岁出现的失眠、潮热、盗

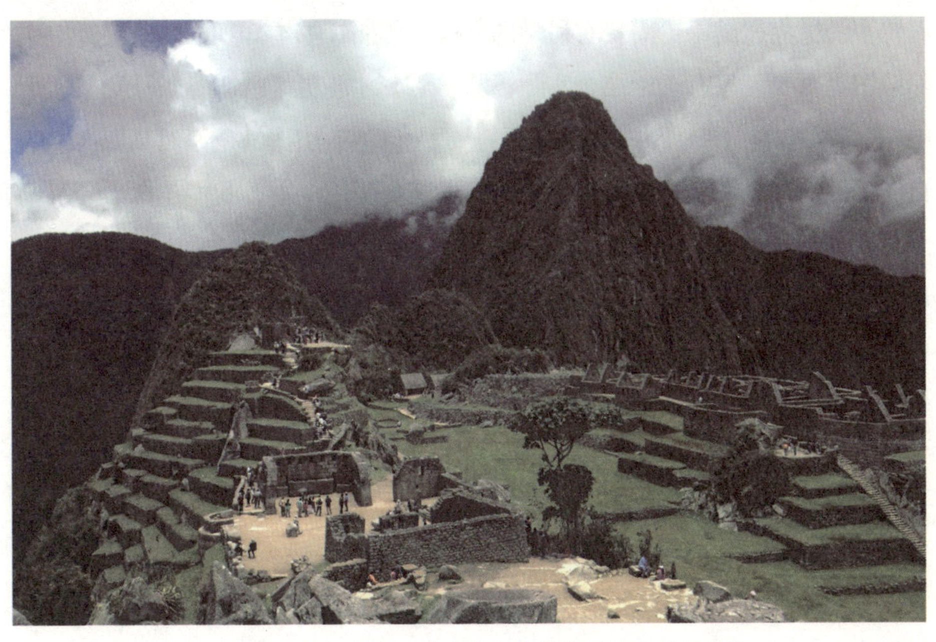

世界文化与自然双重遗产——秘鲁马丘比丘遗址

汗、月经不调、卵巢早衰、更年期提前等都属于荷尔蒙失调。

国内外研究成果和临床实践证实：玛卡除了有效调节荷尔蒙外，还可以改善失眠、消除焦虑、恢复体能、激发脑力、调节免疫、活化细胞、增强性能力、消除亚健康，所以将玛卡誉为天然“荷尔蒙发动机”，玛卡已成为畅销国际市场的世界十大功能保健品之一。目前，以玛卡为主要原料生产的各种保健品在美国、欧洲、日本等市场正在热销，已有几十个国家生产出包括玛咖糖果、玛卡咀嚼片、玛卡保健酒在内的近200种系列产品。玛卡成为高端人士、影视明星、健美运动员、芭蕾舞演员、时装模特热衷和追崇的保健食品。

内分泌功能减退学说揭示人类衰老的根本原因：内分泌系统发生衰老性改变。科学家们在玛卡解密中发现独一无二的生存条件：①生长在海拔4800米的安第斯山脉；②高寒强风；③低纬度20–25度之间；④昼夜温差近50度，晚间最低零下10度；⑤在如此恶劣的自然环境下，根本没有昆虫和杂草，不需任何农药。玛卡在与大自然的斗争中产生活性成分对人体有适应原样作用。我多次前往肖培根院士家中，聆听肖老对我的谆谆告诫：中国需要了解世界，健康更需要有科学的支撑与传播！书本知识固然重要，但实际应用更重要。只有理论结合实际不断学习，才能更好的服务于社会。“干中学”、“学中干”要并驾齐驱。玛卡是大自然的杰作，是面对高原严酷的自然条件，在长期实践中凝聚出来的珍贵药食两用植物，我们越深入了解玛卡，就越能更好的利用它，让玛卡给更多的家庭带来幸福。希望《玛卡传奇》能够成为一本国人科学、客观、真实认识玛卡的科学普及读物。

再次感谢中国药用植物学泰斗肖培根院士、华中科技大学余龙江教授、秘鲁共和国驻上海总领事馆Diego Alvarado Montoya总领事等。由于笔者水平有限，文中难免有疏漏和不妥之处，真诚希望学界专家、广大读者的批评指正！

戴圣博

2014年7月于首都北京

目录

第一章　秘鲁国宝——玛卡 / 01

01 玛卡的原产地——秘鲁 / 03

02 玛卡的植物学简介 / 08

2.1 玛卡学名考证 /08

2.2 玛卡的植物形态特征 / 10

2.3 玛卡的种植与采收 / 13

03 玛卡的国际影响 / 17

3.1 国际机构对玛卡的关注 /18

3.2 全球对玛卡的报道 /18

3.3 玛卡大事记 /20

3.4 专家谈玛卡 /22

第二章　玛卡与古印加文明 / 28

01 玛卡为何被印加人视为国宝 / 30

02 古印加文明 / 32

2.1 古印加文明 /32

2.2 世界文化与自然遗产——马丘比丘 /33

2.3 古印加发达的农业生产技术 /34

2.4 古印加发达的经济 /35

2.5 古印加医学的发展 /37

03 玛卡与印加帝国 / 39

3.1 强劲的体能成就了印加帝国 /40

3.2 玛卡让西班牙在美洲获得重生 /40

04 玛卡掀起了健康风暴 / 42

05 玛卡改写人类生存史 / 44

第三章　玛卡的基础研究 / 46

01 玛卡的营养成分 / 48

1.1 蛋白质 /49

1.2 糖类 /49

1.3 脂肪酸 /49
1.4 维生素和微量元素 /49
1.5 膳食纤维 /50
02 玛卡中的生物活性成分 / 51
2.1 生物碱 /51
2.2 芥子油苷及其异硫氰酸苄酯 /52
2.3 甾醇 /52
2.4 氨基酸 /52
2.5 其它活性成分 /53
03 玛卡的药理作用 / 55
3.1 改善性功能 /56
3.2 提高生育能力 /57
3.3 调节内分泌，缓解更年期综合征及骨质疏松 /58
3.4 抗疲劳 /60
3.5 抗氧化 /64
3.6 其它功效 /66
04 玛卡的安全性和毒理研究 / 67

第四章 玛卡的临床研究 /71
01 玛卡的临床应用 / 71
1.1 调节男性荷尔蒙，提高性能力 /72
1.2 调节女性荷尔蒙，缓解更年期综合征 /75
1.3 改善贫血症状 /77
1.4 增强肌肉的运动柔韧性 /77
1.5 有效降低血脂 /77

后记
信自己，更信《玛卡传奇》 /80

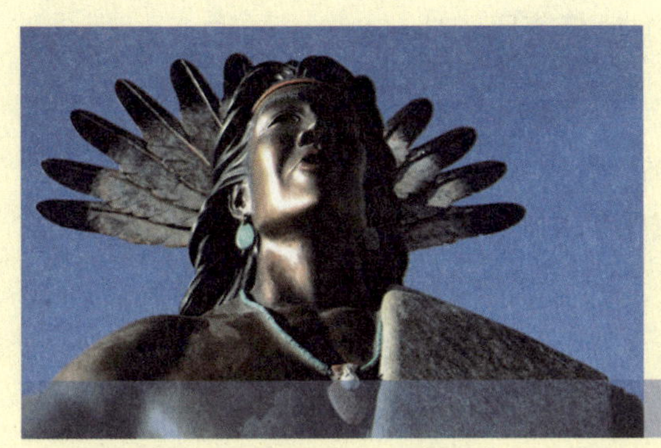

第一章

秘鲁国宝——玛卡

2001年中国工程院院士肖培根教授的学术论文“玛卡—— 全球瞩目的保健食品”在《国外医药・植物药分册》第16卷第6期发表，这是首次将玛卡介绍给国人，2011年5月18日（原卫生部公告2011年第13号）“关于批准玛咖粉作为新资源食品的公告”正式颁布，2002年原中国卫生部正式批准玛卡（Maca）进入中国市场。玛卡含有高单位丰富营养素，具有多重保健功效，联合国粮食及农业组织（FAO）将其作为一种难得的营养补充剂向全球推荐，玛卡的营养保健价值已经为越来越多的人所熟知，其已跻身全球十大畅销功能食品。

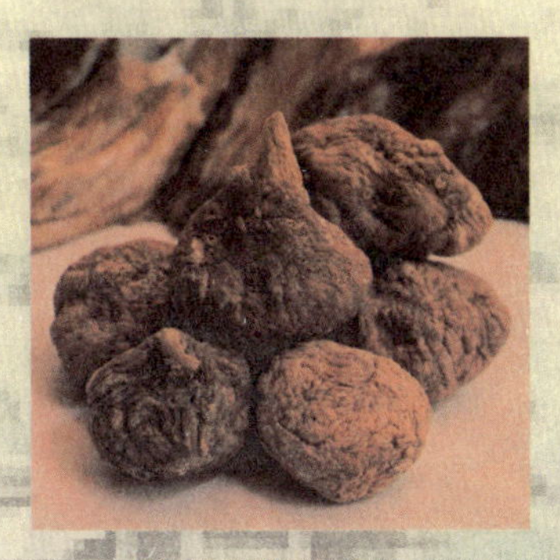

秘鲁国宝黄玛卡

玛卡（Maca），又名Peruvian ginseng、maka、maca-maca、maino、ayak chichira、ayak willku等，原产于海拔3500～4500米的南美安第斯山区，主要分布在秘鲁中的Puno生态区和秘鲁东南部城市Puno，为十字花科（Cruciferae）独荇菜属（*Lepidium*）植物。

玛卡是十字花科植物玛卡独行菜（拟）*Lepidium meyenii* Walp.的形似萝卜样肥大的根茎，原产于秘鲁中部基宁（Jinin）及帕斯科（Pasco）附近4000米以上的安第斯山区，该地区低温、强风，生态条件恶劣，不适于其他作物生长，因而玛卡便成了生活在高山地区印加人的食物来源之一。食用玛卡可使体力增强、精力充沛、消除焦虑、提高性功能，因而其有“秘鲁人参”和“南美人参”的美誉。最近，玛卡频繁出现于互联网和国内外的报刊杂志上，其保健作用在全球范围内越来越受到重视。

玛卡与一般药食两用植物相比，其优势在于通过激发人体各个器官的自身功能，使其自然分泌人体所需要的各种荷尔蒙，并促使机体从正常饮食中吸收身体所需要的营养物质，调节人体的内分泌系统，从而抵抗疲劳，增强性功能，提高生育能力。

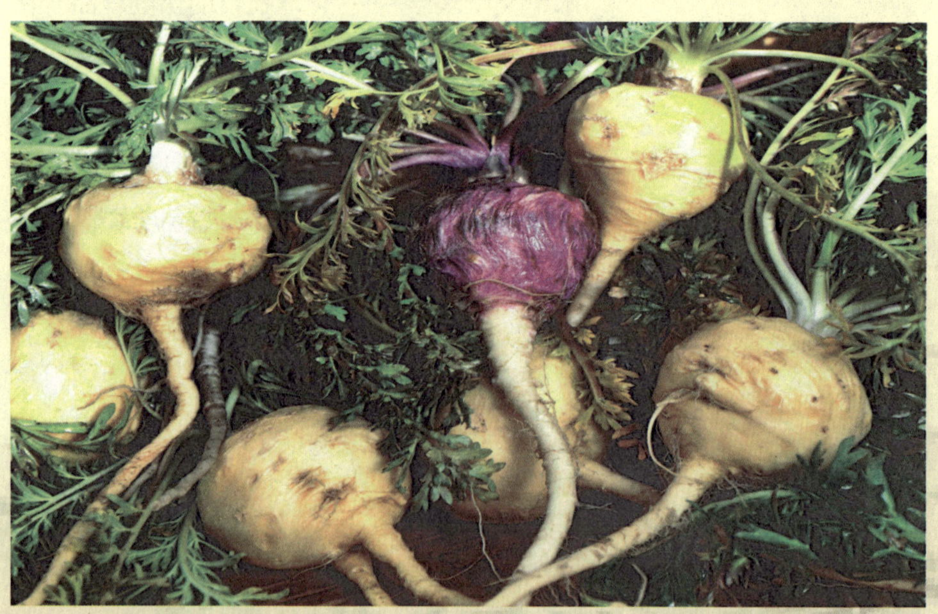

秘鲁国宝新鲜的紫色、黄色玛卡

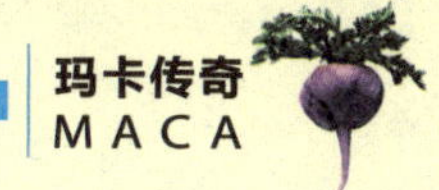

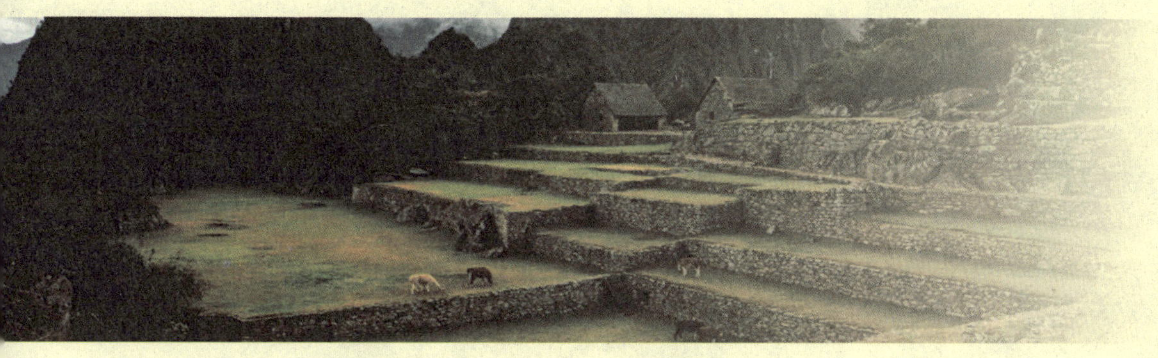

1 玛卡的原产地——秘鲁

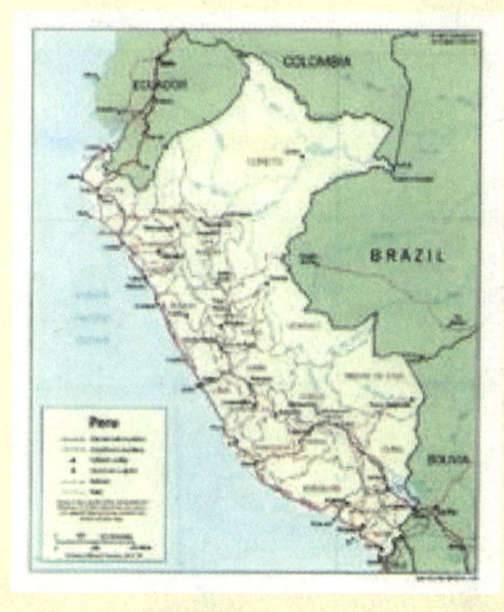

玛卡为十字花科（曾名Cruciferae,学名Brassicaceae）独行菜属（*Lepidium*）的一年生或两年生草本植物玛卡独行菜（拟）*Lepidium meyenii* Walp.，产于秘鲁海拔3500米以上的安第斯山区。玛卡在秘鲁有悠久的种植和食用历史。数千年来，玛卡一直作为当地居民的重要食物来源之一，因其具有丰富的营养价值和保健功效，被当地人们视为安第斯山神赐予的珍贵礼物。

有记载表明，南美地区5800年前就有玛卡。两千多年以前玛卡被Junin湖畔的San Blas地区土著居民驯化种植。在16—17世纪，玛卡在南美地区的种植面积比较大，但由于原始耕作条件的限制，玛卡根采收后的土地需要休耕数年才能再次种植玛卡，加上人们由于要躲避战争，大多数掌握玛卡种植技术的印加人都向海边迁

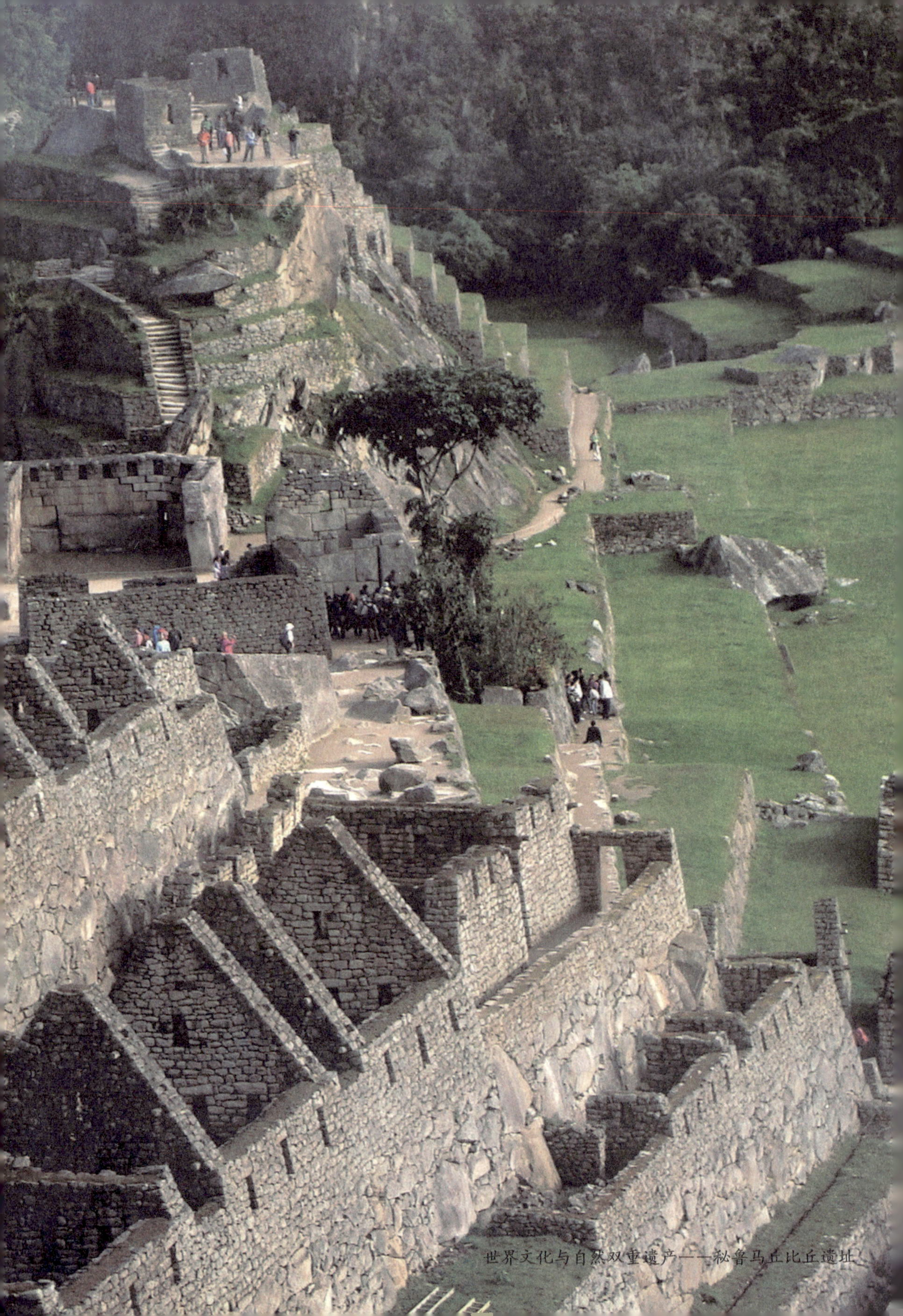
世界文化与自然双重遗产——秘鲁马丘比丘遗址

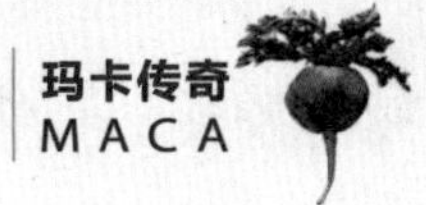

移，海边的地理环境不适合玛卡种植。因此，20世纪早期，玛卡的种植面积日渐减少，在其原产地只有125公顷左右的种植面积，玛卡几乎濒临绝种。到了 20世纪80年代中后期，联合国基因资源协会（IPGRI）将玛卡(Maca)列入濒危物种名录。直到1982年，在联合国粮食及农业组织（FAO）和国际植物遗传资源研究所等国际组织的努力下，这种珍贵的植物才得以逐步推广，嘉惠世人。此后，联合国粮食及农业组织多次向各国推荐种植玛卡，并指出被世人忽视的玛卡是一种营养丰富的安全食物，可以解决多种因营养不足引起的健康问题。据初步估算，目前玛卡在秘鲁的种植面积已经达到约1000公顷。但是由于玛卡种植地理区域的限制，这种国际稀缺的药食两用植物的需求仍然远远高于国际上玛卡的实际供给。

玛卡的种植区域，在两千多年以前，曾广泛分布于安第斯山脉的不同海拔地段，16—17世纪在南美的种植面积比目前的种植面积要大得多。它还分布于库斯科 （Cusco, 11世纪初期至16世纪印加帝国的首都，现为秘鲁南部城市）和的的喀喀湖(Titicaca, 南美洲与玻利维亚之间）的分水岭。

目前，玛卡在秘鲁仅分布于一个狭小的区域，即主要位于秘鲁胡宁（Junin)和帕斯克（Cerro de Pasco）地区Suni和Puna生态区，那里为秘鲁安第斯山区的中部，海拔3500~4450米。最大种植区域是围绕胡宁（Junin）湖的Huayre、 Carhuamayo、Uco、Ondores、Junin、 Ninacaca和Vicco地区。资料显示在玛卡的主要产区Puna生态区，平均海拔都在3500米以上，最低温度平均在零下1.5℃，最高温度平均在12℃，最低温度甚至可低于零下10℃，昼夜温差大，常有霜冻发生，周围有胡宁（Junin湖），相对湿度很高，平均湿度可达到70%，土壤比较年轻，由于山势陡峭易受风雨的严重侵蚀而呈酸性，pH为5.0甚至更低。这样的环境下除了玛卡、苦马铃薯和高山草外，几乎没有别的植物能够生长。

玛卡的主产地之一库斯科是古印加帝国的首都，位于秘鲁安第斯山脉海拔3410米的东安第斯山脉丰饶的山谷中。这里气候宜人，崇山峻岭和葱郁的林木围绕在城市的四周。因而又有“安第斯山王冠上的明珠”的美称。在克丘亚语中，“库斯科”意为“肚脐”（“世界的中心”）。

根据印加人（秘鲁的克丘亚人，曾在公元1110年前后建立起一个帝国）的传说，的的喀喀岛上的神庙遗址是印加王朝的缔造者芒科·卡帕克（Manco Capac）和玛玛·奥柳（Mama Ocllo）被太阳神派遣到地球上来的着陆地，他们以安第斯山神赐的玛卡为食物果腹充饥，使印加勇士们个个神勇无比、彪悍善战，征服了包括今天厄瓜多尔和秘鲁山区、玻利维亚高原、智利北半部和半个阿根廷，建立了整个美洲最庞大的帝国——印加帝国，形成了印加文化和印加文明，并创造出一系列后人难以置信的奇迹，遗存了大量的印加文化遗址，其中以马丘比丘遗址最为著名。1983年印加文明的代表马丘比丘遗址被联合国教科文组织列入人类文化遗产名录，是世界上为数不多的文化与自然双重遗产之一。

的的喀喀湖区域是印第安人培植玛卡和苦马铃薯的原产地，是南美洲印加人文化的发源地之一。的的喀喀湖位于玻利维亚和秘鲁两国交界的安第斯山脉科亚奥高原上，被称为“高原明珠”。的的喀喀湖海拔高而不冻，处于内陆而不咸，是南美洲地势最高、面积最大的淡水湖，印第安人一向把她奉为“圣湖”。在当地有这样一个美丽的传说，水神的女儿伊卡卡爱上青年水手蒂托，水神发现后大怒，将蒂托淹死。蒂托死后化为山丘，伊卡卡则变成浩瀚的泪湖，印加人将他俩的名字结合在一起称为“的的喀喀”湖。阿依马拉族（Aymara）认为，他们世代崇拜的创造太阳和天空星辰的神祇也来自湖底。

独特的自然环境成就了的的喀喀湖的独特物种玛卡，而独特的物种玛卡也成就了的的喀喀湖的印加先民，由于长期以玛卡为食，的的喀喀湖的印加男人们都彪悍无比，女人都妩媚动人，尤其加上的的喀喀湖的

印加女人们从不戴帽子，她们喜欢用一块大大的披巾来遮盖阳光。宽大的披巾，蓬松的百褶裙，行走在如诗如画的小岛上，使的的喀喀湖玛卡滋养的女人有种脱俗的美。

秘鲁康柏尼亚教堂的拱顶

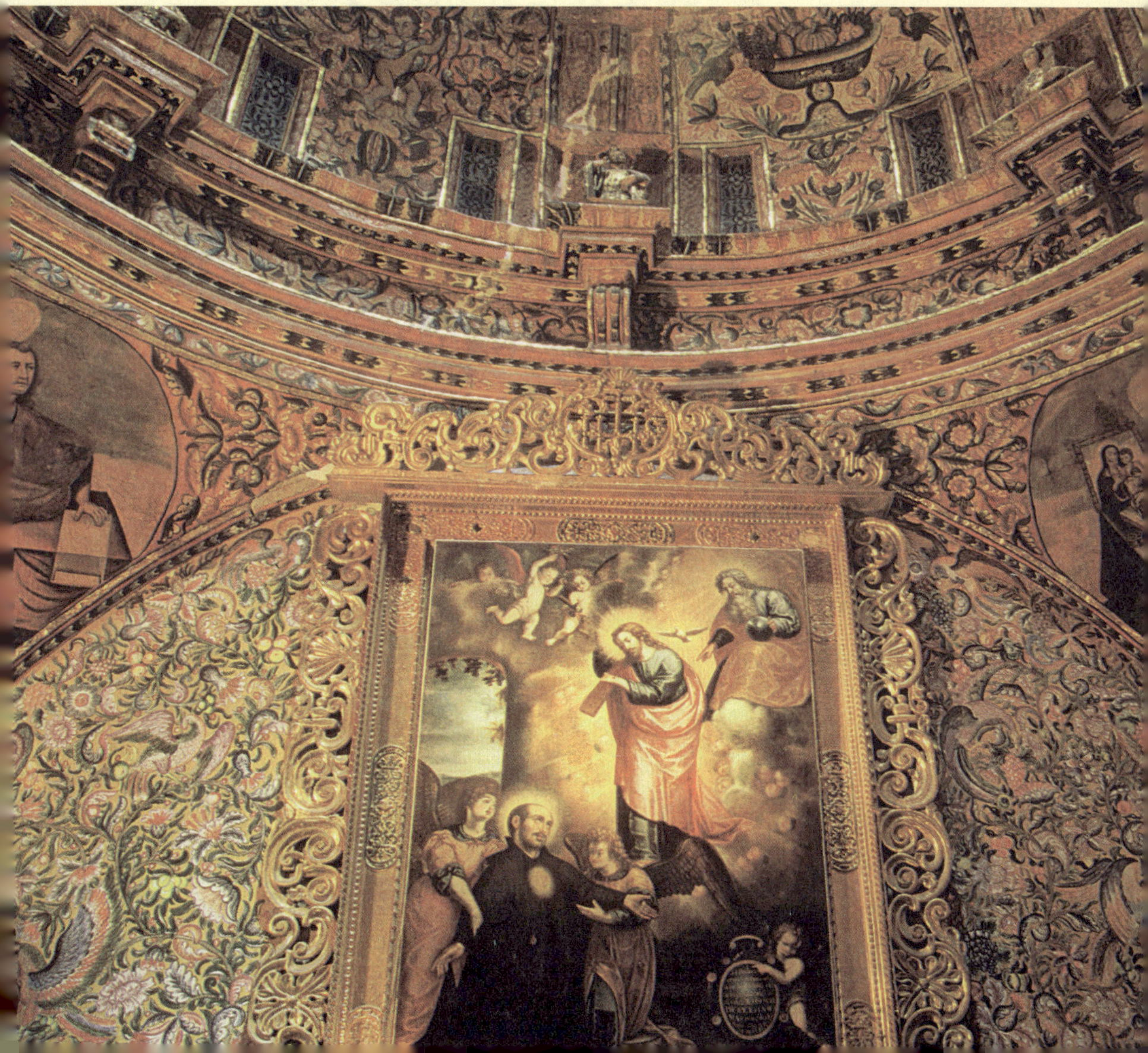

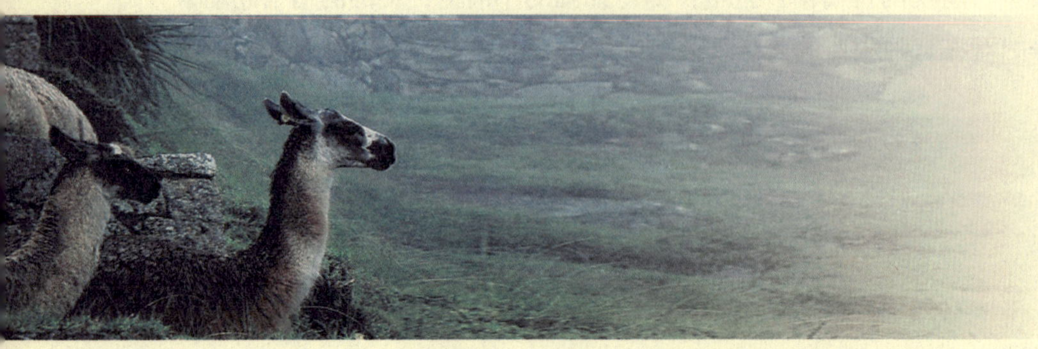

2 玛卡的植物学简介

南美洲秘鲁的奇特植物玛卡（Maca）虽然在物种起源上与人参毫无关系，却有“秘鲁人参”的美称。

2.1 玛卡学名考证

玛卡是十字花科（曾用名Cruciferae，学名Brassicaseae）独行菜属（*Lepidium*）一年生或两年生草本植物。

首次对玛卡种属进行确认的是德国植物学家Gerhard Walpers，他于1843年对玛卡正式命名为*Lepidium meyenii* Walp.。但从20世纪60年代末开始，秘鲁首都利马（Lima）San Marcos大学的植物学家Gloria Chacon博士基于形态学观察和比较分析德国和美国的玛卡干燥样本，结合自己长期的玛卡组织化学和药理学研究，指出目前生长在秘鲁的玛卡在很多形态学特征上不像德国植物学家Gerhard Walpers所描述

的那样，而且两者的组织化学、药用功能有着较大的区别。同时指出Gerhard Walpers所采集的玛卡样本不是从目前玛卡原产地的秘鲁Puna生态区获得的，例如后来有人将从玻利维亚、智利和阿根廷等地发现的“玛卡”也列为*Lepidium meyenii*。但是，在对这些标本进行形态学检查后发现，这些样本与秘鲁的玛卡有着本质的区别。因此她宣称只有秘鲁生产的玛卡才是原产地玛卡植物，并命名为*Lepidium peruvianum* G. Chacon de Popovici,这得到美国和欧洲一些主要的植物干燥标准集的收藏认可，并获得国际植物资源研究所的认可。

然而，一直以来，玛卡在秘鲁仍然被普遍称为*Lepidium meyenii* Walp.。最新的一份关于玛卡命名的秘鲁玛卡研究报告表示，将最早对玛卡进行鉴定的*Lepidium meyenii* Walp.作为玛卡的正式学名，其分类学地位见下表所示。

表2-1 玛卡的植物分类学地位表

分类等级			玛卡各等级归属
中文	拉丁文	英文	
界	Regnum	Kingdom	植物界
门	Division	Phylum	种子植物门＆木兰门
亚门	Subdivision	Subphylum	被子植物亚门(Angiospermae)
纲	Classis	Class	双子叶植物纲＆木兰纲
亚纲	Subclassis	Subclass	五椏果亚纲Dilleniidae
目	Ordo	Ordor	白花菜目(Capparales)
亚目	Subordo	Subordor	—
科	Familia	Family	十字花科(Crucifenrae or Brassicaceae)
亚科	Subfamilia	Subfamily	—
族	Tribus	Fribe	独行菜族(Lepidieae)
亚族	Subtribus	Subtribe	—
属	Genus	Genus	独行菜属(*Lepidium*)
种	Species	Species	*Lepidium meyenii* Walp.
俗名	Comun		Maca

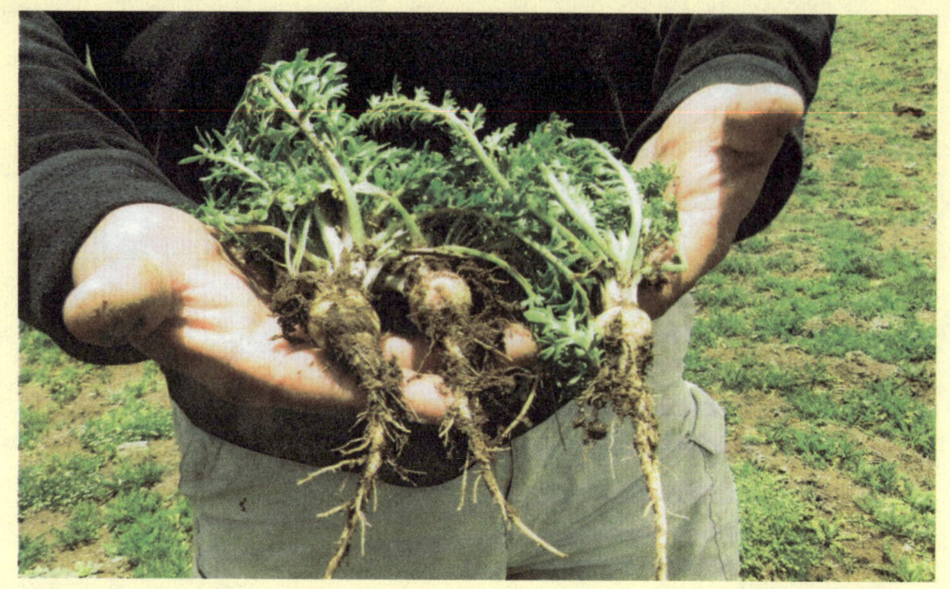

秘鲁原产地黄玛卡

因为玛卡在营养成分和增强精力的功效上可以和人参媲美，因此又被称为“Peruvian Ginseng（秘鲁人参）”。除了上面两个英语俗名，玛卡还有更多的盖丘亚族语（Quechua，南美印第安人的一大分支）和西班牙语俗称：maka, maca－maca, maino, ayak chichira, ayak willku等。

2.2 玛卡的植物形态特征

十字花科多为草本，约有350属，3000多种植物组成，全世界均有分布，主要分布在北温带。独行菜属植物，约175种，全世界有广泛分布；我国约有15种、1个变种。

玛卡按照品相和表皮色泽可以分为黑玛卡、紫玛卡和黄玛卡（包括白玛卡）。其中玛卡烯、玛卡酰胺、维生素和氨基酸等核心指标的含量，黑玛卡显著高于紫玛卡，紫玛卡显著高于黄玛卡。相应地，黑玛卡的生长条件最为苛刻，产出也最少，紫玛卡次之。黑玛卡最珍贵，产量一般占3%～5%；紫玛卡占10%～15%。

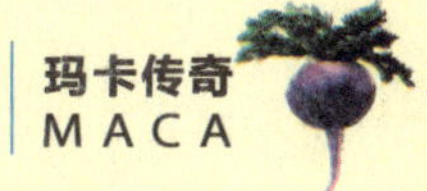

玛卡在植物形态特征上与其他独行菜属植物有很多共性，为一年至多年生草本或半灌木，常具单毛、腺毛、柱状毛；茎单一或多数，分枝。叶草质至纸质，线状钻形至宽椭圆形，全缘、锯齿缘至羽状深裂，有叶柄，或基部深心形抱茎。总状花序顶生及腋生；萼片长方形或线状披针形，稍凹，基部不成囊状，具白色或红色边缘；花瓣白色，少数带粉红色或微黄色，线形至匙形，比萼片短，有时退化或不存；雄蕊6个，常退化成2或4个，基部间具微小蜜腺；花柱短或不存，柱头头状，有时稍二裂；子房常有2个胚珠。短角果卵形、倒卵形、圆形或椭圆形，扁平，开裂，有窄隔膜，果瓣有龙骨状突起，或上部稍有翅。种子卵形或椭圆形，无翅或有翅；子叶背倚胚根，很少缘倚胚根。

玛卡的主要食用部位是玛卡根，种子种下后7～9个月,玛卡植株长到12～20厘米长的时候，可以得到膨大的玛卡根，数月后又可开花，开花后一个半月就可以得到果实。条件适宜的情况下，玛卡完成一个生活周期只要1年时间。有研究报道，在美国加利福尼亚州等地，只要提供充足的水分和选择合适的季节播种，在野外生长的玛卡完全可以在一年内完成生活周期。然而更多时候，当玛卡根长到最大直径约5厘米时，受限于雨水量，人们将它挖起，晒干，贮藏一段时间，等条件合适时，玛

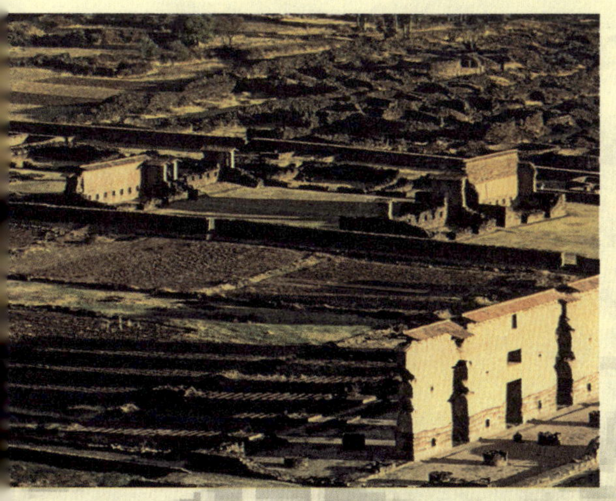

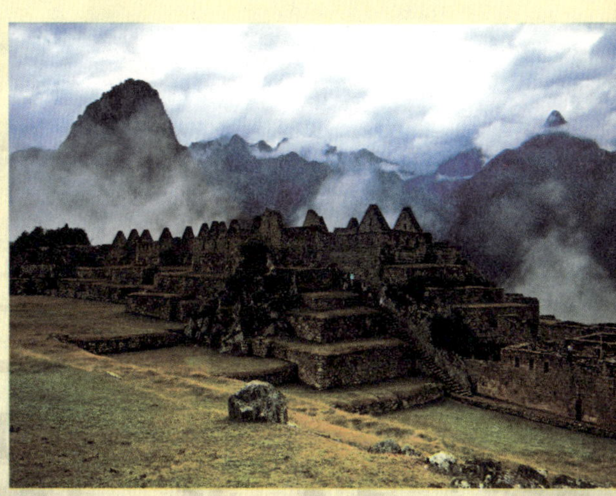

世界文化与自然双重遗产——秘鲁马丘比丘遗址

卡根可以再萌发，栽培后4～6个月可收获种子，这样玛卡就需要在两年内才能完成一个生活周期。因此说玛卡是一年生或两年生植物。

2.2.1 根

成熟的玛卡根为膨大的类似芜菁甘蓝的根，直径2～8厘米不等，是玛卡的主要食用部分，新鲜的玛卡根水分含量很大。玛卡根的膨大部分外表颜色类似马铃薯的乳黄色，但并不固定，会由于产地和基因型的不同有多种颜色:黄色、白色、微黄色、白色略带桃色、白色略带紫色、灰白色和红色。玛卡根具有淡淡的甜味和特殊的咸奶油味，同时散发出一种特殊的芳香气味。

玛卡根是由主根发育而来的，根肉质化，是玛卡植株的主要营养贮藏器官。一颗玛卡植株只有一个肥大的根，包括下胚轴和节间极度缩短的茎，有侧根的部分为主根。

2.2.2 茎

玛卡具有短小且匍匐的茎，地下的茎极度缩短并通过下轴与根相连。

2.2.3 叶

玛卡叶为长叶柄，表面光滑，长度可达6～12厘米甚至更长。玛卡叶呈莲座状排列，羽状深裂，新的叶片不断从中心长出，以贴着地面的趋势生长，最终整株植物的叶子像垫子一样铺在地面上。玛卡的叶子呈现出二态性，在植物生长周期阶段叶子不断增多，但在生殖周期阶段叶子则由外到内逐渐萎缩减少。

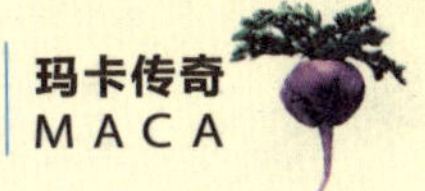

2.2.4 花

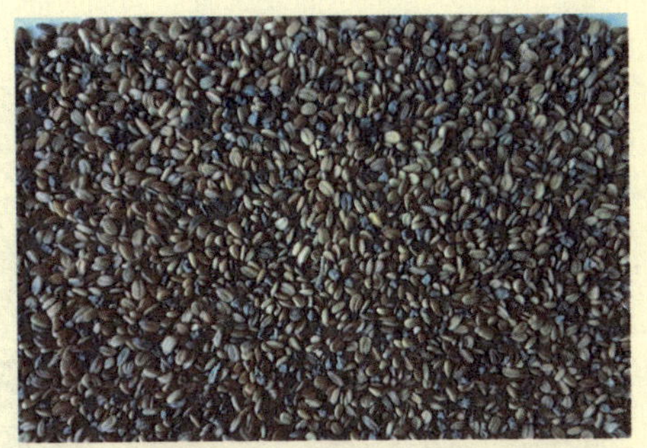
安第斯山原产地秘鲁玛卡种子

玛卡花呈总状花序，成熟的花靠近花序轴的基部，因此并不显眼。每朵花有4个直立且稍凹的萼片，4个白色的小花瓣。子房是椭圆形的，2片心皮合生而成，花柱较短。正常十字花科具有功能的雄蕊为6个，为4强雄蕊，然而雄蕊变异为独行菜属共有的特征。玛卡花的雄蕊为2个，极少数是3个，但最多可达6个。雄蕊基部有小蜜腺，其功能目前尚不清楚。

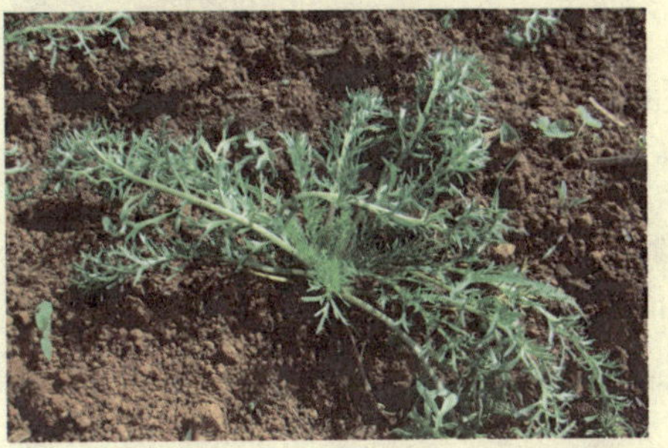
安第斯山原产地秘鲁玛卡植株

玛卡生殖阶段会产生大约20个初生枝，每个初生枝上将产生大约13个次生枝，经过3个月的生长，这些枝上将产生极其丰富的总状花序，每个枝上的总状花序含有50~70朵花，因此，一个初生枝将产生近1000朵花。

2.3 玛卡的种植与采收

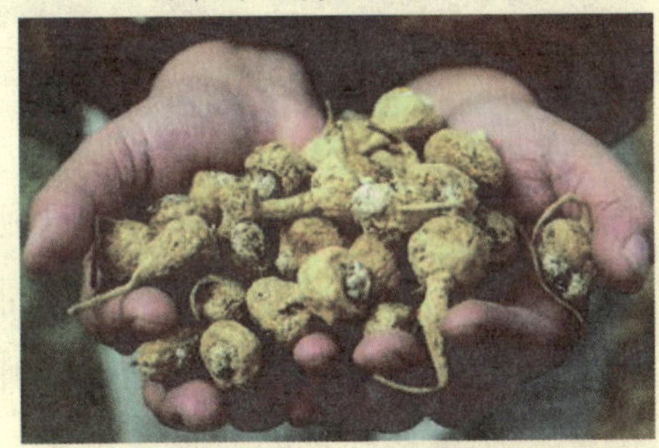
安第斯山原产地秘鲁黄玛卡

玛卡属十字花科植物，原产地在秘鲁中部安第斯山区海拔4000米以上的高山上，该地区高寒、强风，日夜温差达50摄氏度，气候条件恶劣，几乎是生命的禁区，不适于其他作物生长。在这样恶劣的条件下，根本没有昆虫和杂草，故玛卡的生长不需要任何杀虫剂和除草剂。同时，在这样人迹罕见的地方也没有任

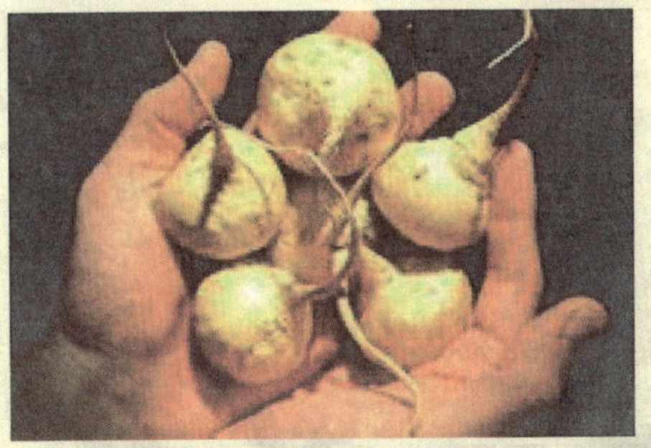
安第斯山原产地秘鲁黄玛卡

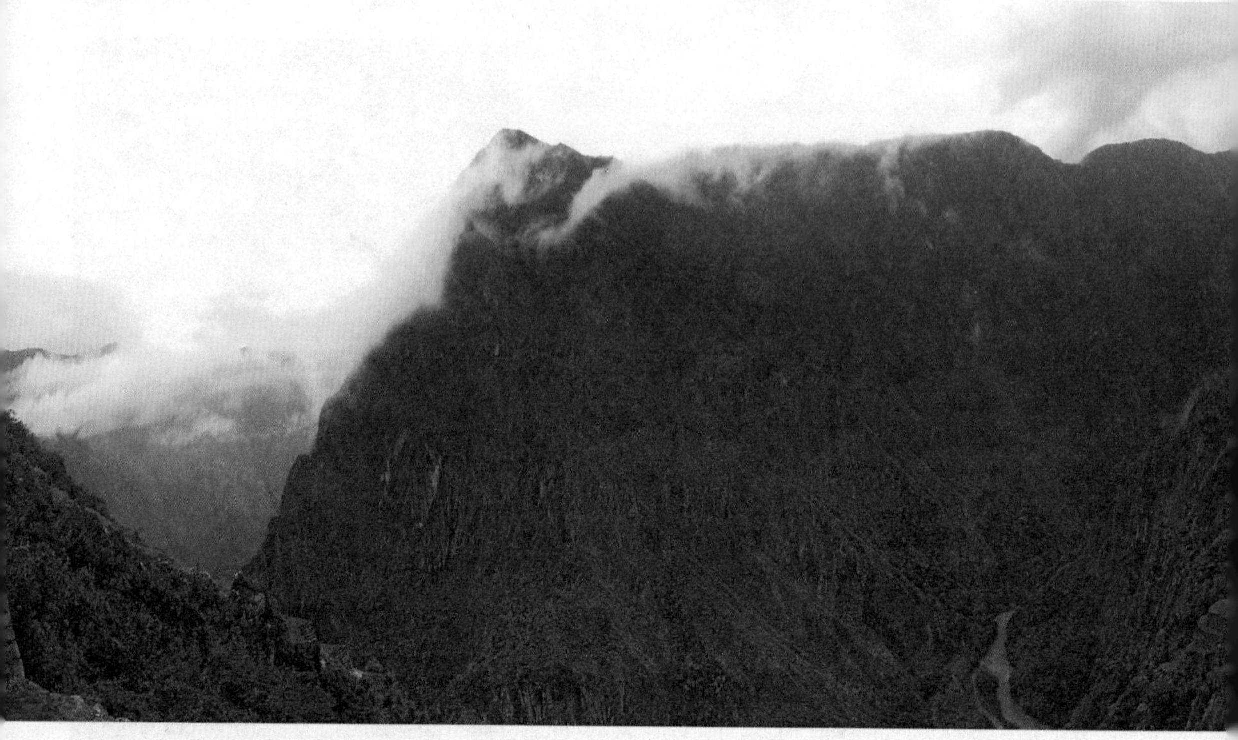

何工业污染，所以玛卡这种植物，可以称为真正的纯天然的作物。

在秘鲁当地，人们将带有碎花的种子与土壤按一定比例混合，在九、十月雨季来临之时播撒在闲置的牧地里，然后让驼羊践踏。种子在播种前需经过低温保藏。玛卡种植所需的土壤是安第斯山当地经破碎的泥土，加入驼羊的粪便混合、囤积发酵形成的有机基肥。种植一批玛卡，这片土地要经过 7 年的休整期才能恢复养份，否则种下的植物几乎无法成活。玛卡种植一年或两年才能成材，再晒上8～12个月才能加工，再加上 7 年的土地恢复期，一批玛卡产品与下一批产品要经过10年的时间，由此可见玛卡极其珍贵，被人们称为秘鲁的国宝。

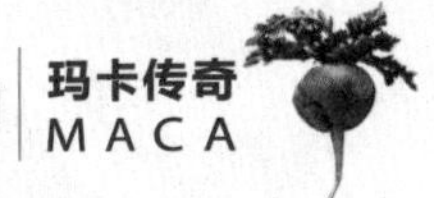

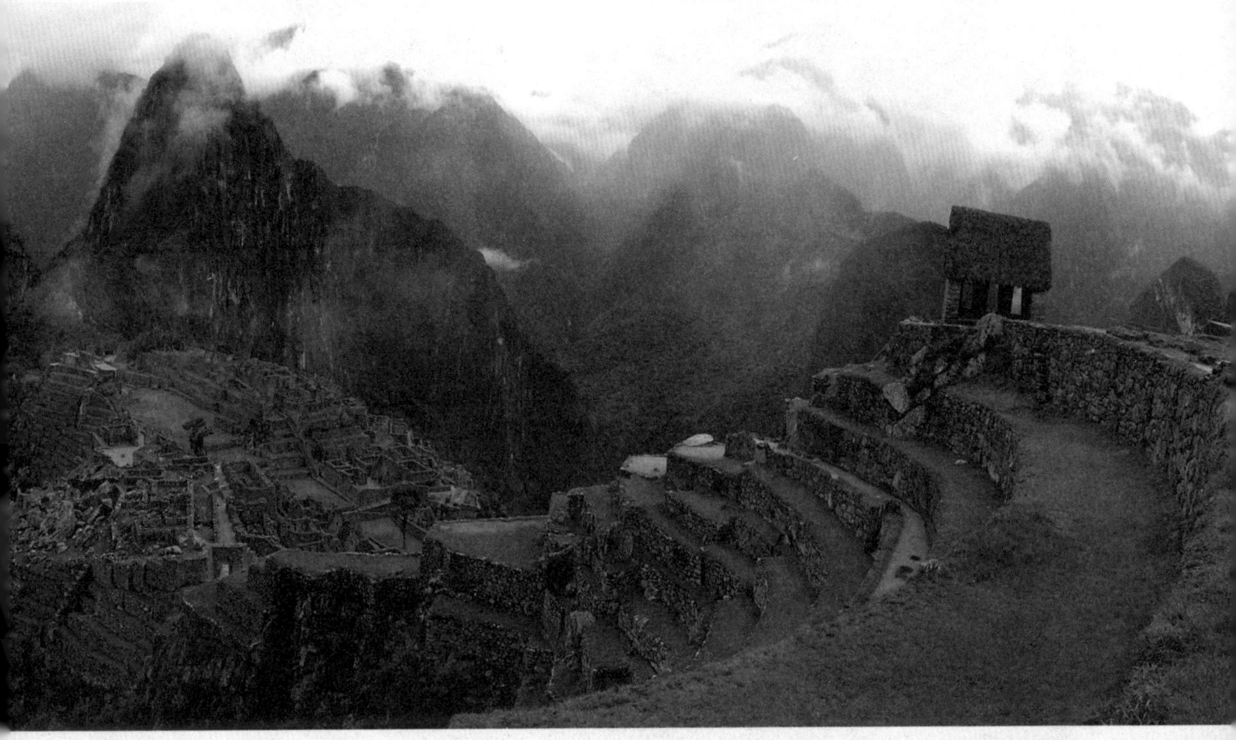

世界文化与自然双重遗产——秘鲁马丘比丘遗址

在秘鲁原产地，玛卡播种后约两个月，进行间苗，使植株分散均匀，以使玛卡获得充足的养分。次年5—7月份，当根生长至直径约 5 厘米时，即可采收。此时玛卡并没有衰老的迹象，其大部分叶子仍然在生长。玛卡一般在每年5—7月份开始采收，但如果自然条件不好，则 9 月份才能成熟。采收后将带叶子的完整植株在太阳下干燥7～10天。一般每公顷可收获新鲜玛卡根14.7吨，干燥后约4.4吨。干燥后去除叶子的玛卡根即可储藏然后进行深加工。

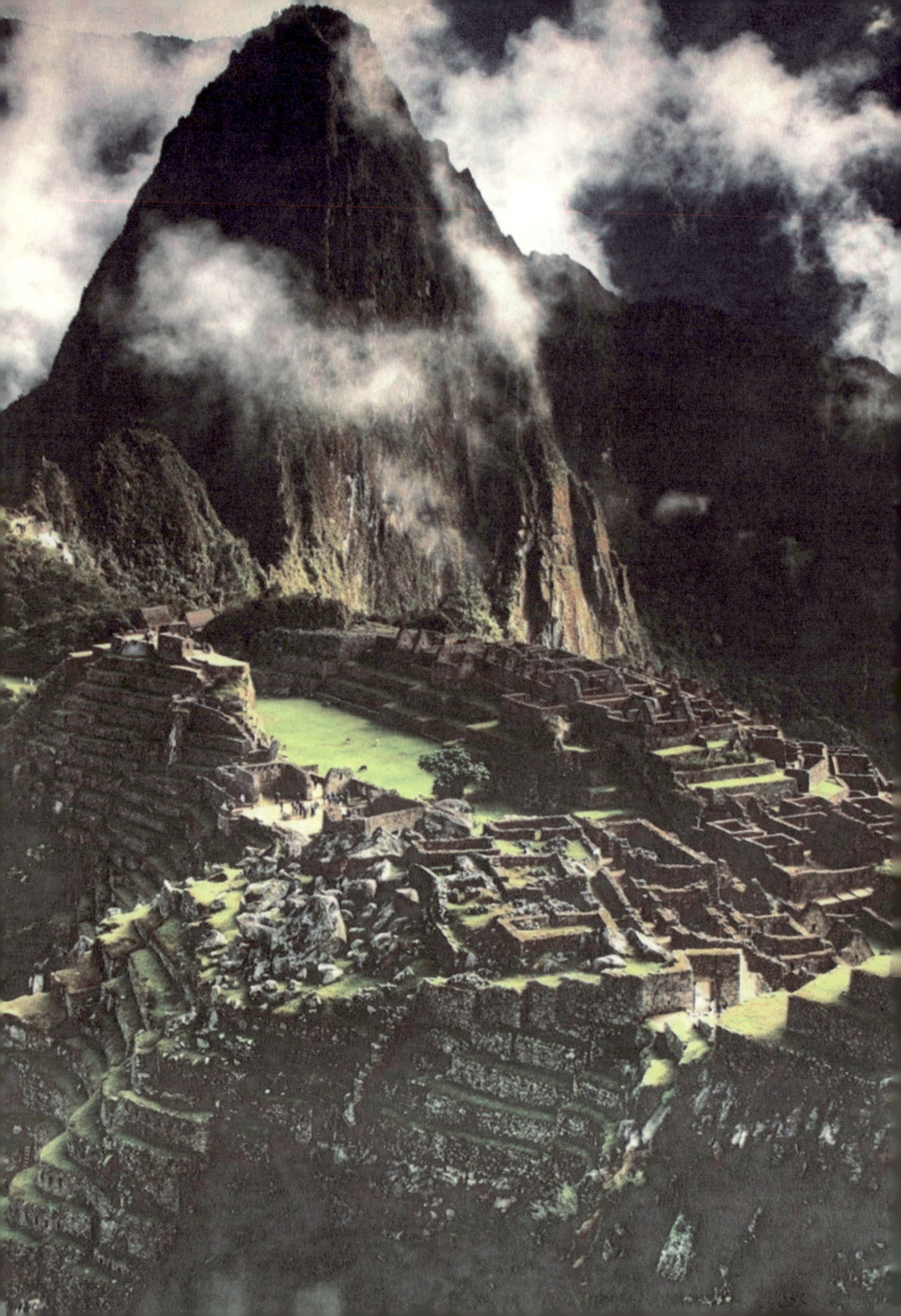

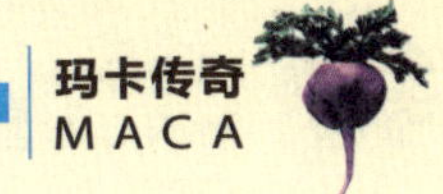

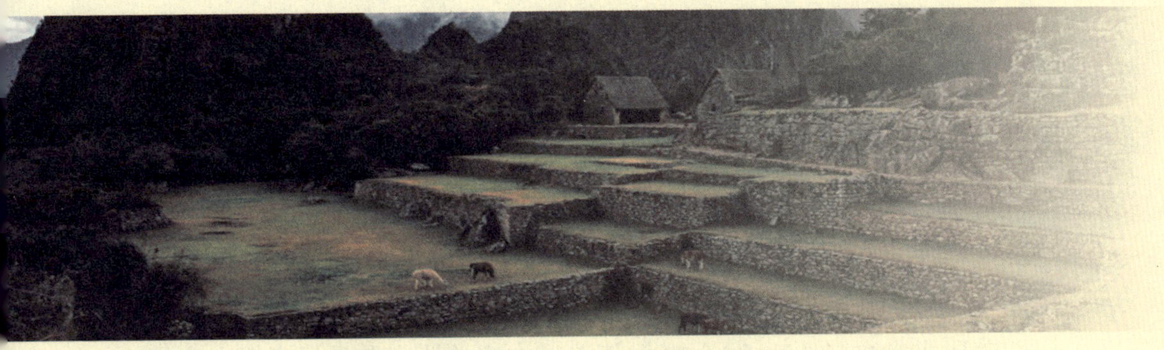

3 玛卡的国际影响

世界媒体对秘鲁玛卡的报道和关注：含有玛卡的保健食品因其具有独特功效且食用的安全性而倍受各国消费者关注和认可。国际知名媒体美国广播公司（ABC）、Discovery探索频道、美国有线电视新闻网（CNN）、中国中央电视台新闻30分等对玛卡进行了报道。美国太空总署（NASA）给予玛卡权威保证，开始把玛卡作为太空飞行员的粮食，根据美国太空总署的说明，太空飞行员在执行重要且危险的任务时，必须时刻保持好体力，而且要维持头脑清晰、反应能力在最佳状态。国际足联也认定了一种玛卡产品作为韩日世界杯足球运动员用以快速恢复疲劳的指定产品。欧美和日本的很多患有更年期综合征的妇女也开始求助于玛卡等对内分泌系统具有调节作用的天然草药，用以缓解潮热、心悸、抑郁、骨质疏松等症状。可见长期的科研论证和实践已经使天然植物玛卡的独特作用深入人心。

3.1 国际机构对玛卡的关注

玛卡从封闭的南美高原走向世界，始于世界各国的研究者寻找安全的男性功能药物的替代品的计划。此后，玛卡一举成为国际保健食品舞台上的一颗新星。

目前，世界卫生组织和联合国粮食及农业组织将玛卡列为全球珍稀植物，秘鲁政府已将玛卡定为顶级国宝加以保护，其在秘鲁的受保护程度如同中国的大熊猫般珍贵。

美国太空总署（NASA）2001年美国太空总署宇航员指定玛卡为抗疲劳食品。

国际登山组织联盟（UICC）指定产品。

2002年韩日世界杯运动员指定营养品。

1992年联合国粮食及农业组织罗马宣言向世界推荐的功能食品。

国际植物遗传资源研究所列入濒危物种名录。

3.2 全球对玛卡的报道

美国有线电视新闻网（CNN）

玛卡属十字花科独荇菜属植物，长有较大的根部。根据CNN的报道显示，在持续服用玛卡的女性中，90%在性欲方面都有所提升。这个状如小萝卜的植物凭借其神奇的功效席卷了整块美洲大陆。生物学家认为，食物为人体提供能量，药物改善人体机能、提高人体的免疫能力、帮助人们维持健康。玛卡和前两者则截然不同，玛卡讲究的是平衡。玛卡通过激发身体各部位的潜能增强身体素质，从根本上给身体健康最强有力的支持。玛卡含有多种微量元素如：钙、镁、磷、铁、锌、VB_1、VB_2、VB_{12}、VC、VE，可通过加速新陈代谢、调节神经系统、心血管系统来消除各类疲劳症状，增强机体的活力。

英国广播公司（BBC）

这种纯天然的“玛卡能增强男性和女性的性功能和生育力，且对人体无副作用”。

CCTV新闻30分

对玛卡神奇功效进行专门权威报道，秘鲁科研人员近来发现，传统用于增加男性精子数量的一种植物——玛卡，可能为现代医学攻克某些性功能障碍难题带来希望。

进行此项实验的是秘鲁卡耶塔诺-埃雷迪亚大学的研究人员，实验对象是60名男性志愿者。研究人员将实验对象分为两组，让其中一组服用以玛卡为主要成分的药片，而另一组只服用安慰剂。经过12个星期的观察，研究者发现，服用玛卡的对象在性能力方面有了从180%到240%不等的提高，他们的平均活跃精子数量也增加了一倍多；并且，服用药片的实验对象表示，他们在日常生活中，感到比过去精力充沛和注意力集中。目前，此项实验结果还有待于进一步验证。

玛卡是一种生长在海拔4000米以上地区的高山植物，在秘鲁的安第斯山区就有它们的生长痕迹。古代的印加人就曾通过食用玛卡的方法，提高人口繁殖能力。

新华网

南美洲的秘鲁有种奇特的植物叫玛卡，虽然它与人参毫无关系，却有“秘鲁人参”的美称。

玛卡既可药用，也可食用，因其营养丰富，数千年来一直是生活在高原地区印加人的主要食物来源之一，因而受到印加人的青睐。

早在500年前，玛卡增强体力、提高性欲的药用价值就在秘鲁广泛运用。有这样的传说：在印加帝国时期，战士上战场之前要吃玛卡，因为吃了玛卡可使他们在战场上力量倍增，奋勇杀敌。

多年来，国际医学界从未停止过对玛卡的研究，而且最近的一系列研究发现，玛卡抗疲劳功效极好，且不透支身体，无任何副作用。

3.3 玛卡大事记

1961年——生物学家Gloria Chacon首次公布玛卡的研究成果，得到业界的极大关注。

1992年——联合国粮食及农业组织罗马宣言将玛卡作为一种难得的营养补充剂向世界推荐。

1992年——国际植物遗传资源研究所将玛卡列入濒危物种名录。

1998年——美洲植物疗法研究所出版玛卡专著《玛卡——秘鲁药用和营养植物》。

2000年——国际登山组织联盟（UIAA）指定产品。

2001年——美国食品与药物管理局（FDA）通过了玛卡保健药品进入美国的论证。

2001年——美国专利局批准第一项从玛卡中提取有效成分的专利技术。

2001年——美国为在玛卡中发现的两种新物质命名为玛卡烯和玛卡酰胺。

2001年——美国太空总署（NASA）首次将玛卡作为宇航员的太空粮食。

2001年——路透社报道玛卡的神奇功效。

2001年——中国中央电视台新闻30分专题报道玛卡最新研究成果。

2001年——中国兴奋剂及运动营养测试研究中心确认玛卡不含国际奥委会禁用成分。

2001年——中国工程院院士肖培根《玛卡——全球瞩目的保健食品》论文发表。

2002年——玛卡成为韩日世界杯运动员指定营养品。

2002年——原中华人民共和国卫生部正式批准玛卡进入中国。

中华人民共和国卫生部

公 告

2011 年 第 13 号

根据《中华人民共和国食品安全法》和《新资源食品管理办法》的规定，现批准玛咖粉作为新资源食品。新资源食品的生产经营应当符合有关法律、法规、标准规定。

特此公告。

附件：玛咖粉

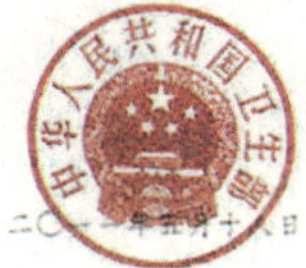

二〇一一年五月十八日

— 1 —

卫生部公告

2011 年第13号

关于批准玛咖粉作为新资源食品的公告

根据《中华人民共和国食品安全法》和《新资源食品管理办法》的规定，现批准玛咖粉作为新资源食品，新资源食品的生产经营应当符合有关法律、法规、标准规定。

特此公告。

附件：玛咖粉

二〇一一年五月十八日

附件

玛咖粉

中文名称	玛咖粉	
拉丁名称	*Lepidium meyenii Walp*	
基本信息	种属：人工种植的玛咖（十字花科独行菜属） 食用部位：根茎	
生产工艺简述	以玛咖为原料，经切片、干燥、粉碎、灭菌等步骤制成。	
食用量	<25 克/天	
质量要求	性状	淡黄色粉末
	蛋白质含量	>10%
	膳食纤维含量	>10%
	水分	<10%
其他需要说明的情况	1. 婴幼儿、哺乳期妇女、孕妇不宜食用。 2. 食品的标签、说明书中应当标注不适宜人群和食用限量。	

2003年——华中科技大学余龙江教授《国际良种——药食两用植物MACA》一书出版。

2004年——玛卡获得秘鲁和中国的许可出口中国。

2006年3月——第一个国食健字产品玛卡益康咀嚼片正式进入国内市场。

2007年——玛卡通过国家兴奋剂及运动营养检测研究中心检测报告。

2009年——玛卡成功在我国西藏引种，是世界上第一个秘鲁以外成功种植玛卡的国家。

2010年——中国中央电视台、央视网“科技中国”专题报道玛卡最新科技成果。

2011年——原中华人民共和国卫生部批准玛卡粉为新资源食品。

3.4 专家谈玛卡

Gloria Chacon博士/玛卡药理研究权威专家

实验显示玛卡在抗疲劳和减轻压力上的神奇功效，同时从玛卡中分离到的四类生物碱成分通过作用于内分泌系统，调节人体机能平衡。

摘自：Estudiofitoquimico de *Lepidium meyenii* Walp[Thesis]. Universidad Nacional.Mayor de San Marcos.Lima,Peru.1962.

Carlos F.Quir ó s教授/加利福尼亚大学植物学家

玛卡增强生殖的特性应归因于异硫氰酸酯的存在，玛卡作为能增强性欲和生育力的药品和保健食品，在抗疲劳、防贫血上有多方面功效，这都归因于它能控制荷尔蒙的分泌。

摘自：MACA.Andean roots and tubers:ahipa,arracacha,maca and yac ó n. Hermann M，Heller J(Eds）.Promoting conservation and use of underutilized and neglected crops. 2 1.Rome(Italy）,1997.

Cicero AF 教授/意大利生物医学专家，欧洲玛卡研究专家

玛卡具有提高精力和生育力特性。结果显示，Maca无论短期大量服用还是长期少量服用均能显著地改善雄性性行为的参数。

摘自：*Lepidium meyenii* Walp.improves sexual behaviour in male rats independently from its action on spontaneous locomotoractivity.J Ethnopharmacol, 2001,May,75(2–3）.

加马拉·高尼教授/秘鲁生物学专家

玛卡被视力“秘鲁国宝”。玛卡是真正的纯天然植物，在南美当地有5800年的食用历史，安全可靠。 玛卡可在无肥料、缺氧、昼夜温差大、长期冰封的独特环境下吸收土壤营养而正常生长。因其独特的提升性能力作用，

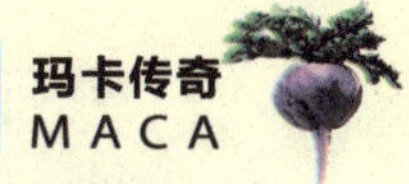

Sister博士/玛卡美国哥伦比亚大学教授

美国哥伦比亚大学教授Sister经过大量临床试验发现，玛卡的适用人群非常广泛，一般来说，只要是成年人大都可以食用玛卡。只是有两类人由于特殊的生理和病理变化，可能不太适合吃玛卡，一类是甲状腺患者，一类是孕妇。因为玛卡含有硫代葡萄糖苷的化合物，如果结合低碘饮食过量服用，可能会导致甲状腺肿胀，出现吞咽困难、咳嗽、呼吸困难等不适感觉。所以，此类患者在吃玛卡前应先咨询医生；此外，目前还没有权威数据表明，怀孕和哺乳期妇女服用玛卡不会对胎儿或幼儿产生身体方面的影响，所以为了慎重起见，在怀孕和哺乳期间的女性，可能不太适合服用玛卡产品。

肖培根教授中国工程院院士/中国药用植物专家

玛卡是近年来从传统经验中挖掘出的具有很好作用的保健食品，对亚健康状态人群恢复健康有很好的调节作用。在改善性功能和内分泌方面有良好的前景。

摘自：玛卡—全球瞩目的保健食品，国外医药·植物药分册，2001年第6期

余龙江教授/华中科技大学生命科学与技术学院玛卡研究专家

玛卡得到人们的普遍重视是在20世纪90年代初，研究者在寻找“伟哥”替代品时发现这种植物在提高性功能上的显著功效，从而使玛卡一举成为国际保健品和药品中的一颗新星。玛卡在南美的食用历史已经有5800多年，传统上用于强壮身体，提高生育力，改善性功能，抗抑郁，抗贫血等。从20世纪60年代起，南美洲及其世界各地的科研工作者对玛卡进行了药理药效、毒理及临床实验研究，证实了玛卡具有改善性功能、提高生育力、调节内分泌、抗疲劳作用。此外，玛卡还具有增强免疫力、强化肌肉功能和抗菌杀菌的功效等。联合国粮食及农业组织（FAO）和国际植物遗传资源研究所（IPGRI）给予

玛卡以权威论证，将玛卡作为安第斯山区的一种营养食用植物推荐给世人；而且，联合国粮食及农业组织还在年会上发表的论著中指出玛卡是一种被忽视的作物。玛卡作为保健食品早已得到美国食品及药物管理局（FDA）的备案认可，已经符合美国食品及药物管理局的各项要求。此外,专门为美国食品及药物管理局通用产品服务的美国国家药品代码公告中（NDCs,national drug code system ）将玛卡列为食品补充剂。可见，玛卡的食用安全性早已得到国际社会的普遍认可。

摘自：国际良种·药食两用植物MACA.华中科技大学出版社，2003年10月

路易斯·陈/秘鲁驻华特命全权大使

玛卡是秘鲁国宝，有悠久的食用历史，秘鲁人民世世代代受益于玛卡的功效。

康汉鸣先生/秘鲁驻台协会首席代表

玛卡支撑人们力气、耐力及抵抗疲劳的力量。

黄申康教授/马来西亚生殖问题专家

在用玛卡做临床实验时，我为玛卡超强的生精、养精能力惊叹不已：困扰华人多年的不孕不育问题将得到真正解决。在临床对照组中，126位受试者的精子数量显著增加，精子成活率提高了 94.2%。

刘名雄教授/中国台湾生殖问题专家

玛卡所带来的男女激情的提高确实是当今市面上所有产品无可匹敌的， 但它的超强生育能力也因此会带来避孕节育的新问题，给控制堕胎概率带来新难题。

杨宁教授/中国性学会会员、著名男科学家

玛卡进入人体后，作用于“性功能调控器”，通过整理男性性腺素释放的节律与浓度，全面滋养内外生殖器官和整个性腺轴系统，回复性系统调控节律的自然规律，从根源上提高男性性能力。同时，唤醒集体沉睡的组织细胞，提高性活动所需能量的生成、储备、释放、复原能力，消除性疲劳。

李清宁教授/中国性学会会员、人体生命与科学专家

健康男人的“性功能调控器”每天应有14个节律的脉冲，平均每1.5～2个小时出现一次，也就是说每24个小时发生14个有节律的脉冲，为一个正常的性生理周期，低于或高于这个标准都不正常。玛卡进入人体后，经过一个正常性生理周期的调整（即不少于24小时），第2天起效，符合性生理规律。

薛润光/云南省农科院高山经济作物研究所副所长

玛卡到底有什么用？白玛卡、黄玛卡、紫玛卡、黑玛卡又有什么差别呢？玛卡是生长在南美洲秘鲁安第斯山区的一种植物，当地人除了把玛卡当成果腹的食物外，还意外发现玛卡可增加体力、耐力以及抵抗疲劳的力量，被传得最广的是说它可以增强性能力及生育力。云南从2002年引进玛卡，大面积种植是最近3年的事情。滇西北都有种植，以丽江为中心，香格里拉、大理都有种植，收获期是11月到12月。针对不同颜色的玛卡的不同功效，不同颜色的玛卡现在还称不上是不同的品种，从有效成分的含量上来说也差不多。黑色的玛卡就是花青素高点。作为一种食品，对人体有一定辅助作用，但没有传说中的那么神效，而且也不可能吃一两次就有效。近来，种植、研究玛卡的人越来越多。

[参考文献]

[1] Gonzales GF,Gasco M,Malheiros-Pereira A,et al.Antagonistic effect of Lepidiummeyenii (red maca) on prostatic hyperplasia in adult mice[J].Andrologia,2008,40(3)：179-185.

[2] Amauri Bogo,Marta A. Maffioletti,et al.Mophological characterization of Crytosporiopsis perennans isolates in different cultural media[J].Tropical Plant Pathology,2008,33(3)248-251.

[3] H O, Meissner A, Mscisz H,et al.Hormone-Balancing Effect of Pre-Gelatinized Organic Maca (*Lepidium peruvianum* Chacon): (Ⅱ) Physiological and Symptomatic Responses of Early-Postmenopausal Women to Standardized doses of Maca in Double Blind, Randomized, Placebo-Controlled, Multi-Centre Clinical Study[J].International journal of biomedical science,2006,2(4):360-74.

[4] 王亚丽,王晓东,赵兵,等.光对马卡愈伤组织生长、丛生芽诱导和存活的影响[J].广西植物,2007,27(06):932-936.

[5] Gonzales-Castaneda C,Gonzales GF.Hypocotyls of *Lepidium meyenii* (maca), a plant of the Peruvian highlands, prevent ultraviolet A-, B-, and C-induced skin damage in rats[J].Photodermatology, Photoimmunology & Photomedicine,2008,24(1):24-31.

[6] Gasco M,Villegas L,Yucra S,et al.Dose-response effect of Red Maca (*Lepidium meyenii*) on benign prostatic hyperplasia induced by testosterone enanthate[J].Phytomedici ne,2007,14(7/8):460-464.

[7]藤岡和美.高安病の病変十縛頸動脈病変を中心に[J].臨床検査,2007,51(3):263-270.

[8] H O, Meissner A, Mscisz H,et al.Hormone-Balancing Effect of Pre-Gelatinized Organic Maca (Lepidiumperuvianum Chacon): (Ⅲ) Clinical responses of early-postmenopausal women to Maca in double blind, randomized, Placebo-controlled, crossover configuration, outpatient study[J].International journal of biomedical science,2006,2(4):375-94.

[9] Zhong Ai,Ai-Fang Cheng,Yuan-TaoYu,et al.Antidepressant-Like Behavioral, Anatomical, and Biochemical Effects of Petroleum Ether Extract from Maca (*Lepidium meyenii*) in Mice Exposed to Chronic Unpredictable Mild Stress[J].Journal of medicinal food,2014,17(5):535-542.

[10] 苏丹，朱伟伟，王齐等。云南会泽引种玛卡中氨基酸组成与含量对营养与风味的影响[J].天然产物研究与开发，2013,25(7)：940-944.

CFDA 国家食品药品监督管理总局 China Food and Drug Administration 数据查询

首页 | 信息公开 | 公众服务 | 许可服务 | 专题专栏 | 数据查询

机构职能 | 总局领导 | 公开专栏 | 图片新闻 | 最新动态 | 地方动态 | 法规文件 | 公告通告 | 征求意见 | 专题发布与访谈 | 网上办事 | 送达信息
申请表及软件下载 | 行政许可事项申办须知 | 行政许可综合事项查询

当前位置：网站首页>> 数据查询>> 国产保健食品

» 食　品
» 保健食品
国产保健食品
进口保健食品
» 药　品
» 化妆品
» 医疗器械
» 广　告
» 其　他

快速查询　保健食品　国产保健食品　查询

高级查询　产品名称　批准文号　保健功能　申请人中文名称　查询

国产保健食品　返回

产品名称	玛卡牌玛卡益康咀嚼片
受让方地址	
申请人中文名称	武汉三和生物工程有限公司
申请人地址	武汉市南湖花园佳和云居13栋2单元803室
保健功能	增强免疫力、缓解体力疲劳
功效成分/标志性成分含量	每100g含：氨基酸 6.36g、总皂苷 4.0g、锌 0.0028g
主要原料	玛卡细粉、西洋参皂苷粉、淀粉、阿斯巴甜（含苯丙氨酸）、硬脂酸镁、羟丙纤维素
适宜人群	免疫力低下者、易疲劳者
不适宜人群	少年儿童、孕妇
食用方法及食用量	每日2次，每次2粒
产品规格	0.5g/粒
保质期	24个月
贮藏方法	密封、置阴凉干燥处
注意事项	本品不能代替药物
批准日期	2006-03-13
批准变更日期	
变更内容	
备案日期	2014-03-13
备案内容	备案日期：2014-03-13 申报单位地址变更：该申报地址已由武汉市武昌区南湖花园4区20-204变为武汉市南湖花园佳和云居13栋2单元803室
转让方中文名称	
转让方英文名称	
转让方地址	
受让方	
转让前批准文号	
批准转让日期	
补发日期	
备注	
产品编号	20548
批准文号	国食健字G20060327
注销日期	
注销原因	
有效期至	2011-03-12
产品技术要求	根据《关于印发保健食品产品技术要求规范的通知》，2011年2月1日前受理的产品暂无技术要求。
注	本数据库提供自2003年12月12日之后经国家食品药品监督管理总局审批的保健食品的基本信息。

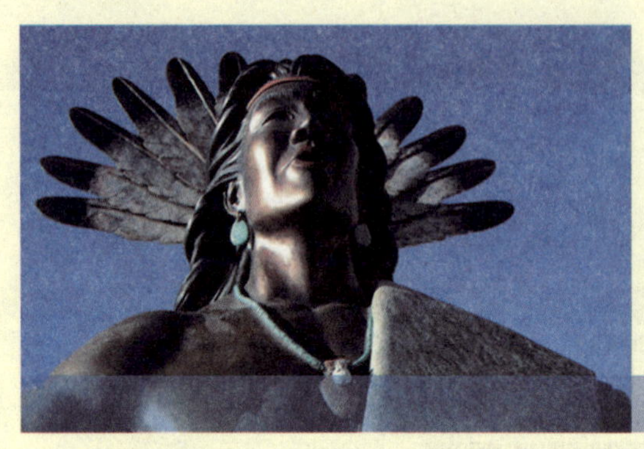

第二章

玛卡与古印加文明

玛卡生长在安第斯山区的高寒地带，数千年来，一直作为当地居民的重要食物来源之一，因其具有丰富的营养价值和保健功效，被印加人视为安第斯山神赐予的珍贵礼物。

玛卡在秘鲁安第斯山有悠久的种植和食用历史，早期的记载表明，5800年前玛卡就在南美地区被发现。古印加人的先人在一次饥渴难耐之际发现了玛卡，以其充饥、解渴，没想到吃后不但体力充沛，连生育能力都得到了提高。靠着长期食用玛卡，印加人不但使种族得以繁衍，更是变得身强力壮，并建立了举世闻名的古印加帝国。目前，世界卫生组织和世界粮食及农业组织将玛卡誉为全球珍稀植物，秘鲁政府已将玛卡定为顶级国宝加以保护，其在秘鲁的受保护程度犹如中国的熊猫般珍贵。

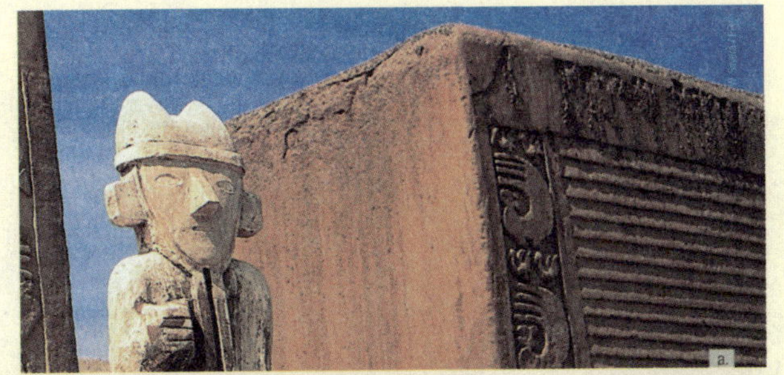

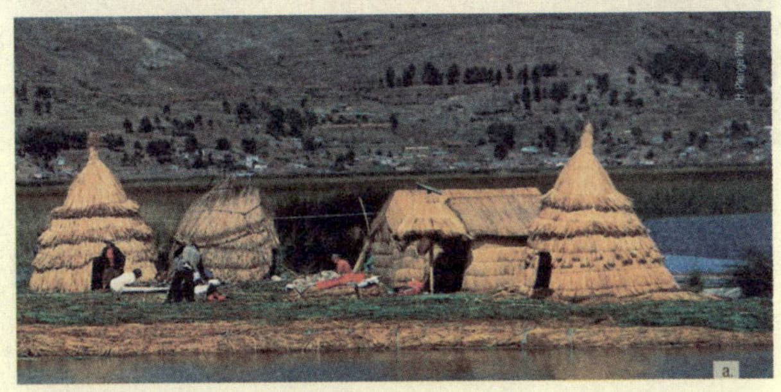

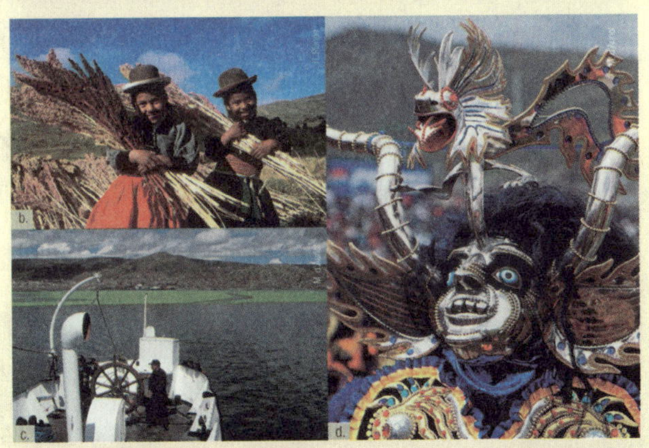

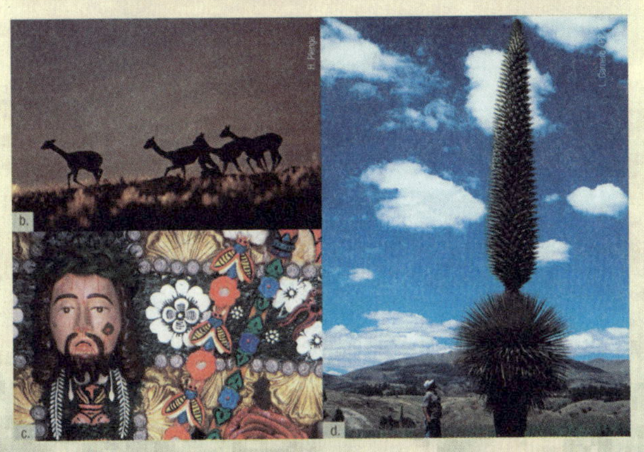

秘鲁旅游

原秘鲁总统藤森对玛卡赞不绝口，他不仅将玛卡作为贵重礼品送给各国首脑，还曾在秘鲁第一新闻中7次推荐玛卡，他称：秘鲁的玛卡是秘鲁骄傲，是“安第斯山皇后”赐予秘鲁的神奇国宝。

玛卡只适宜生长在安第斯山区的高寒地带，而且由于玛卡生长时需要吸收土地的大量能量，每栽培一次后，必须经过6~7年的土地休耕才能再次栽种，导致产量极低，安第斯山脉的玛卡总产量才400吨，远远不能满足国际市场的需求。

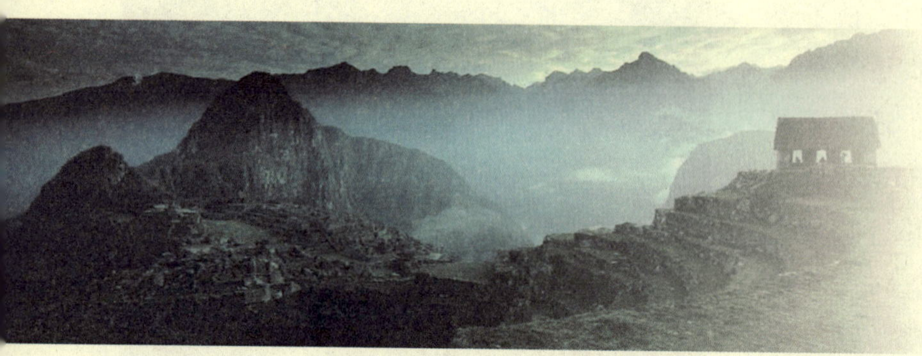

1 玛卡为何被印加人视为国宝

玛卡不仅是营养丰富的食品，而且可作为具有多种神奇功效的草药在南美洲广为应用。这些功效包括增加生育力，增强性欲，但最重要的在于它能使人精力旺盛。服用玛卡的人普遍反映玛卡能使人精力旺盛，还有不孕、卵巢有问题的妇女服用玛卡顺利怀孕的例证。不仅当地人把性能力的增强归功于玛卡，而且来自利马大学的研究员也发现它能提高生育力，这是令人惊讶的成果。一般情况下高山地区的生育能力低于平均水平。但历史却说明了当地高山居民能生育八九个，甚至十二个小孩。

当地的土著人把玛卡奉为“安第斯皇后”，他们深信正因为有了玛卡，男人才像太阳般发出炎热的光辉，女人才能像月亮般保持明媚的姿色。使得印加人将玛卡当作“母亲”和“皇后”来膜拜！

除了上面提到的增强精力、改善性功能、提高生育力等功效，玛卡在传统上还用于预防更年期综合征、风湿症、抑郁症、贫血症、骨质疏松症、癌症等。经常食

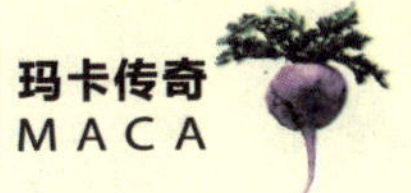

用玛卡带给当地居民的好处是显而易见的，成年男女长得很高，小孩也健康活泼，据安第斯山区的医疗站统计，约有80%的当地居民从来没有去过医疗站就医。

南美洲安第斯山居民最早种植玛卡的主要目的是获得可食用的根，玛卡根鲜用时可与肉或其他蔬菜一起炒熟食用，或将其晒干后用水或牛奶煮熟食用，还有把玛卡根和水果榨成汁与蜂蜜一起作为饮料饮用，这在当地也很流行，而且秘鲁的史书已有记载。同时玛卡作为一种营养食物，和玉米、马铃薯一起作为献给神的礼物。秘鲁的一个药理实验室已经开始了一个有挑战性的研究，即玛卡胶囊的激发性潜能功能研究。玛卡其他的药理作用有刺激新陈代谢、提高记忆力、抗疲劳以及在防治贫血、白血病、艾滋病、肿瘤和酒精中毒方面的功效，这都归因于它能控制荷尔蒙的分泌。科学家们目前正设法对上述功能进行证实。

玛卡最有价值的部分是它的根茎——胚轴，它也广泛用于制药业。具有促进性欲、增强精力、提高生育力。它也有助于风湿症、呼吸系统疾病的缓解。

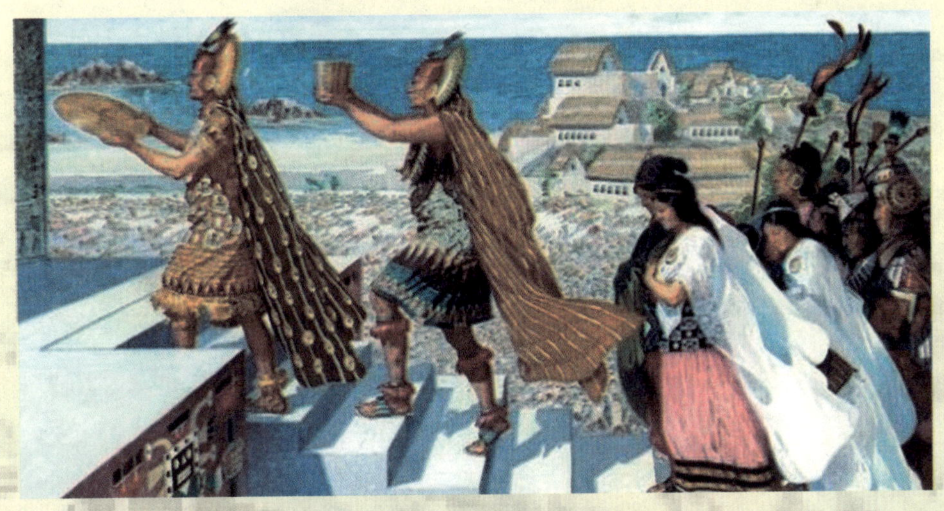

古印加朝圣者登上帕查卡马克神庙的场景

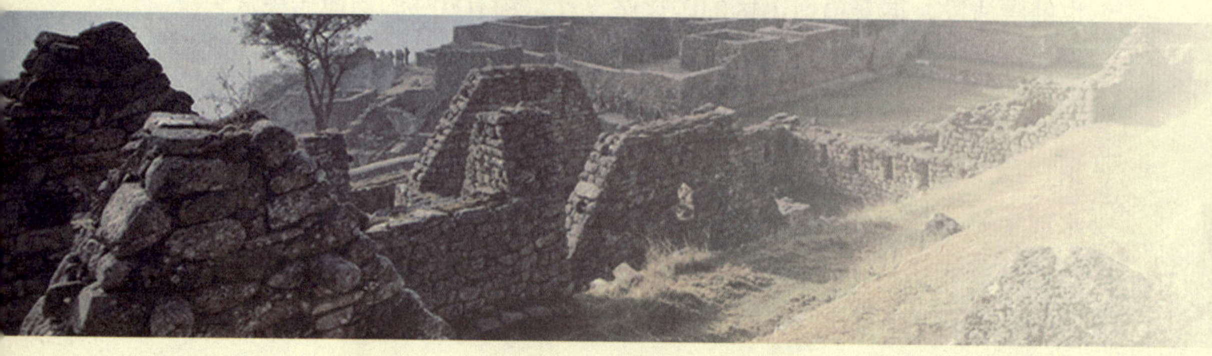

2 古印加文明

据史料记载印加王朝的缔造者芒科·卡帕克(Manco Capac）和玛玛·奥柳（Mama Ocllo）被太阳神派遣到地球上来着陆秘鲁安第斯山，他们以安第斯山神赐的玛卡为食物果腹充饥，使印加(秘鲁的克丘亚人，曾在公元1100年前后建立起一个帝国）的勇士们个个神勇无比、彪悍善战，征服了包括今天厄瓜多尔和秘鲁山区、玻利维亚高原、智利北半部和半个阿根廷，建立了整个美洲最庞大的帝国——印加帝国，并创造了闻名的古印加文明。

2.1 古印加文明

人类对玛卡的认识其实早在5800多年前南美洲安第斯山就开始了。据史料记载，玛卡是被一位猎人无意中所发现的。随后这植物的神奇力量逐渐流传到各个部落，成为人们的必备食物。作为生长在安第斯山海拔4500米高空这样极其恶劣环境（空气稀薄、昼夜温差大）里的唯一一种

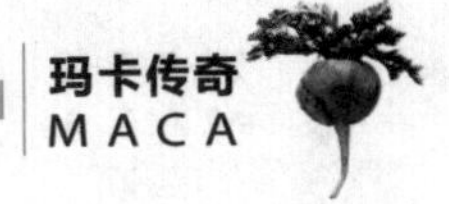

十字花科植物玛卡的神奇功效让当地居民惊讶。

玛卡为吸取天地灵气造福世人的稀有物种，被当地居民尊称是“安第斯山神赐予人类的圣品礼物”。

印加文明是南美洲古代印第安人的文明。“印加”为其最高统治者的尊号，意为“太阳之子”。秘鲁是一片神奇的土地，以印加文明而著称于世。早在公元前一万四千年前，人类就已经抵达秘鲁，在这块土地上生息繁衍。之后经过远古时期、成长时期、区域发展时期、瓦里帝国时期、列国时期的漫长发展历程，他们最终在秘鲁创造了灿烂辉煌的印加文化，使秘鲁古代文明发展到顶峰。印加人及其祖先所创造的文化虽未被列入古典文明的范畴，却是经典的不朽的人类遗产。

印加帝国享有“美洲的罗马”之称，它以有一套完整的国家机器而闻名于世。印加王被称为“太阳之子”，“神的化身”，拥有至高无上的权力，独揽国家政治、军事和宗教大权。为了维护自己的统治，印加王建立了以中央集权为中心的政治制度，他以库斯科为中心，通过各级官吏，牢牢地控制着全国。除了政权机构外，印加奴隶主还拥有一支20万人的训练有素的常备军队，用于对外扩张，对内镇压反叛力量。印加帝国还建立了严厉的司法制度，用来维护奴隶主阶级的利益。再有，就是在全国大兴道路和驿站，以库斯科为中心，修建了条条道路通京城的交通网，以利于对边远地区的控制。

2.2　古印加文明留给后人的不朽遗产——马丘比丘

马丘比丘是秘鲁古印加帝国的古城遗址，建于1460年左右，地处海拔2400米的山脊之上，面积达9万平方米。古城城区约有200座建筑，多用巨石砌成，没有灰浆等黏合物，大小石块对缝严密。城内建筑有宫殿、作坊、庙宇、堡垒等，虽然只剩下残垣断壁，但当初兴盛时期壮观辉煌的风貌仍依稀可见。马丘比丘遗址于1983年被联合国教科文组织列入世界文化与自然双重遗产，2007年入选“世界新七大奇迹”。

2.3 古印加发达的农业生产技术

在农业方面，印加人继承前人的成就，在干旱缺水的山区修建了水渠和梯田，使粮食生产得到稳定发展，保证了非农业人口的需要。印加人的水渠（水利灌溉工程发达，最长的水渠长达113千米）和梯田修筑得非常坚固，有些水渠至今还在使用。印加人培育了大约40多种作物。主要农作物是藜麦、玛卡、玉米和苦马铃薯。他们还饲养骆马和羊驼，成为美洲印第安人中唯一饲养大牲畜的民族。这些动物的饲养不仅为人民提供了肉食和毛皮，而且还为农业生产提供了优质的有机肥料，促进了粮食产量的提高。古印加人的玛卡与藜麦，现在均已成为世界时尚的健康食品。

古代印加梯田，是古代印加人的农业试验场。山谷其他地方的作物引进之后，先种在最下面的一层，然后逐年上移，慢慢适应干旱和高原的气候。

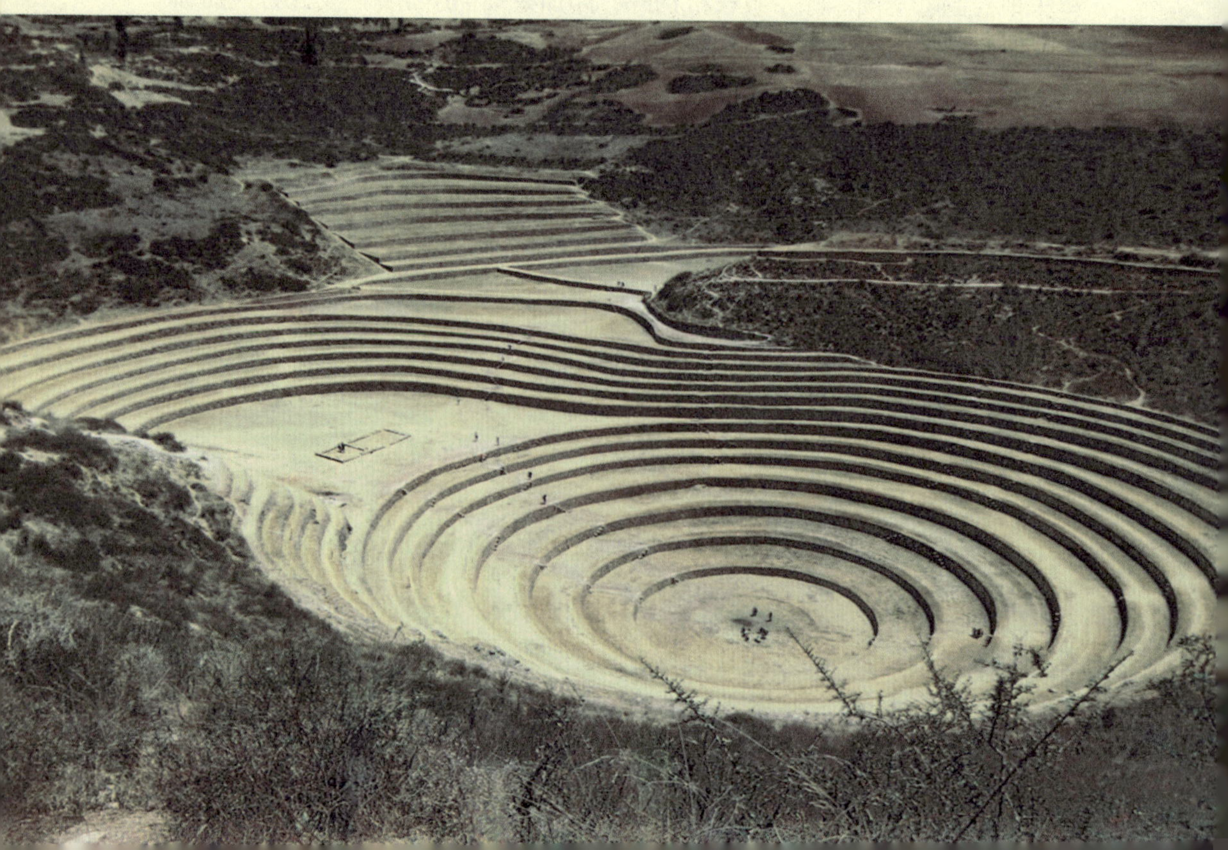

2.4 古印加发达的经济

印加文化在其他安第斯地区古代印第安人文化的基础上又有发展。在帝国成立前，已存在特殊风格的陶器，并使用青铜制品。印加人还长于金属冶炼和加工，已能开采金、银、铜、锡等金属，生产工具和武器以青铜制造。金、银、铜等制作的首饰和日用器皿也很精巧。主要手工业部门除金属加工外，还有制陶、纺织等行业。陶器造型优美，纹饰绚丽。纺织品主要为棉毛织物，其中有时夹有金线或鲜艳的羽毛，图案丰富多彩。首都库斯科的宫殿、庙宇和城墙均以巨石建造，衔接处不用灰泥，但仍极密合，刀片亦难插入，说明了当地人们高超的建筑技巧。

印加帝国时期的制陶业得到较大的发展。陶器的主要特点是具有引人注目的磨光技术、雅致的装饰、优美的几何图案和绚丽的色彩。他们在陶器的制作技术和式样等方面不仅吸取了前人及同时期其他地区的经验，而且有进一步的发展。

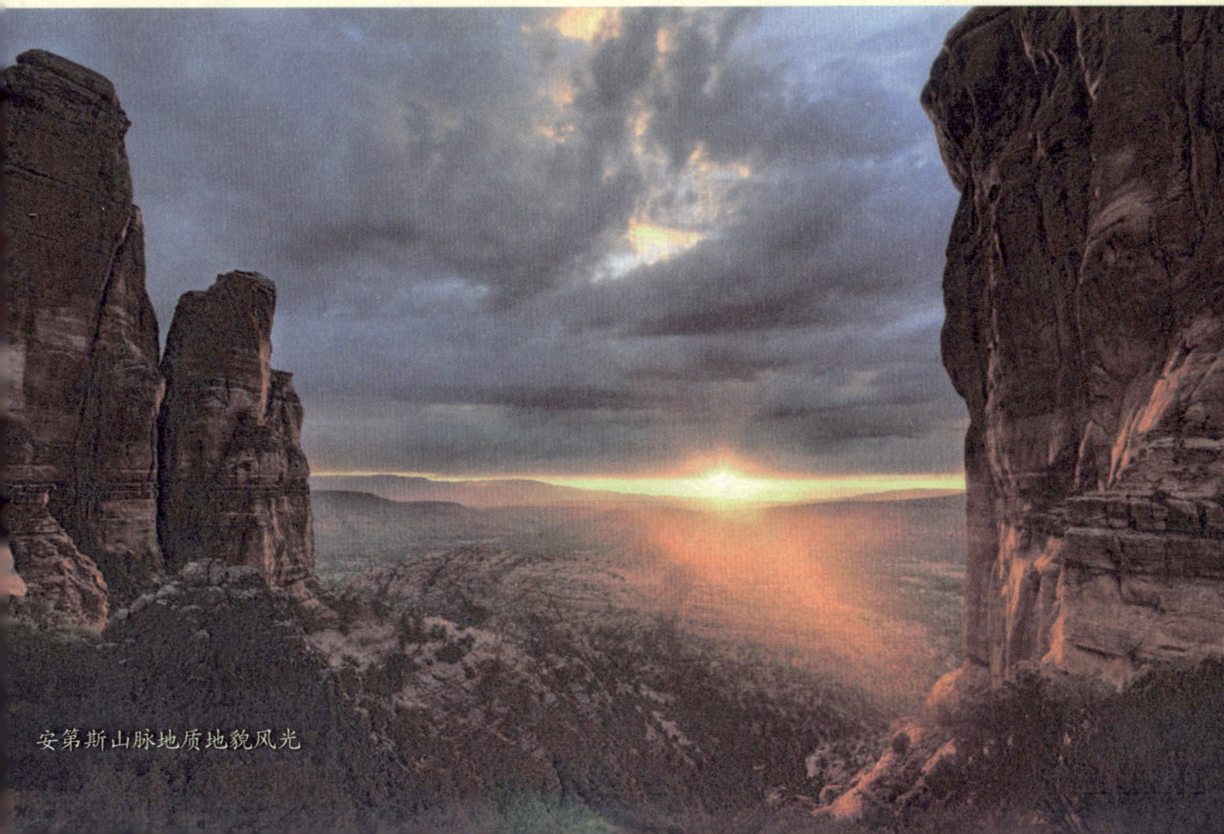

安第斯山脉地质地貌风光

尤其值得一提的是在古印加帝国的古城遗址出土了大量表现生殖和性方面内容的陶器。秘鲁著名考古学家朱利奥·C.特略在研究这一现象时提出，这种表象生殖崇拜和性崇拜的陶器，正是古印加人接受安第斯山神恩赐神秘植物玛卡，并受惠于玛卡神奇作用的有力佐证。同时反映出印加先民对神赐玛卡的崇拜和敬仰。

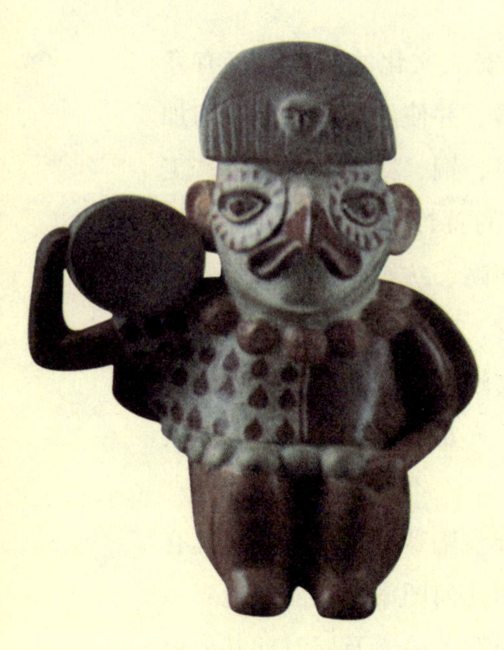

古印加磨光彩陶

安第斯山脉山区海拔4000米以上原生态玛卡基地

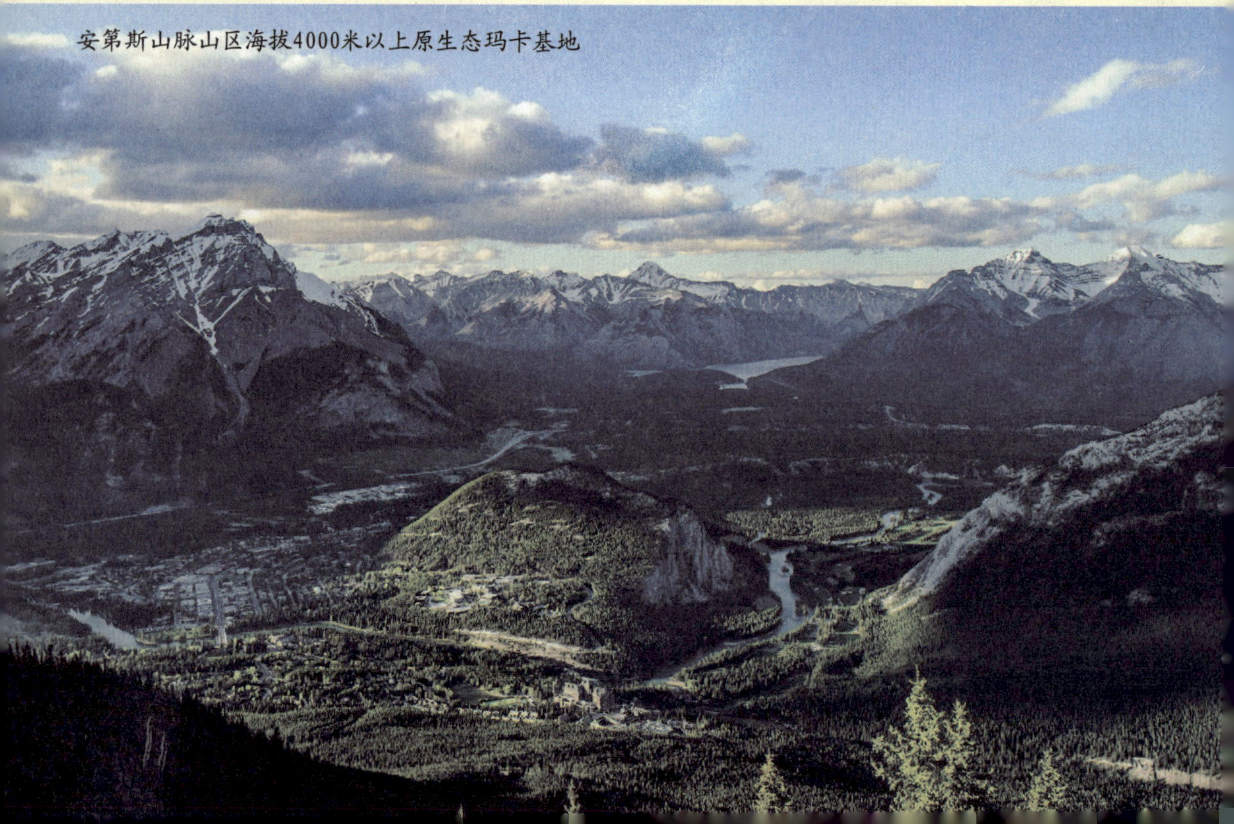

2.5 古印加医学的发展

在医药学方面，印加人的成就也令人惊叹。他们的外科手术特别是穿颅术在当时居于世界先进行列。手术刀主要是一种“T”形铜刀，非常锋利。与外科手术相伴而产生的麻醉术，印加人也是内行。印加人知道多种草药，如玛卡、奎宁、可可等，已能制作木乃伊。

秘鲁马丘比丘出土的成熟中年女性的头骨，颅骨上有五个穿孔，没有颌骨。环切术、部分颅骨的切割，早在12000年前的非洲和6000年前的欧洲就采用过，只是多出于迷信的原因，比如为了去掉邪恶的精神。印加人头骨切口周围有感染的痕迹，肯定手术是在活着的人头骨上施行的，好像是为了某种医疗目的。后来通过对出土的环切头骨的研究表明，这是很大胆的外科手术，而且令人惊讶的是做了环切手术的病人会完全康复。这位病人大约做了五次这样的手术，每次手术后似乎都痊愈了。

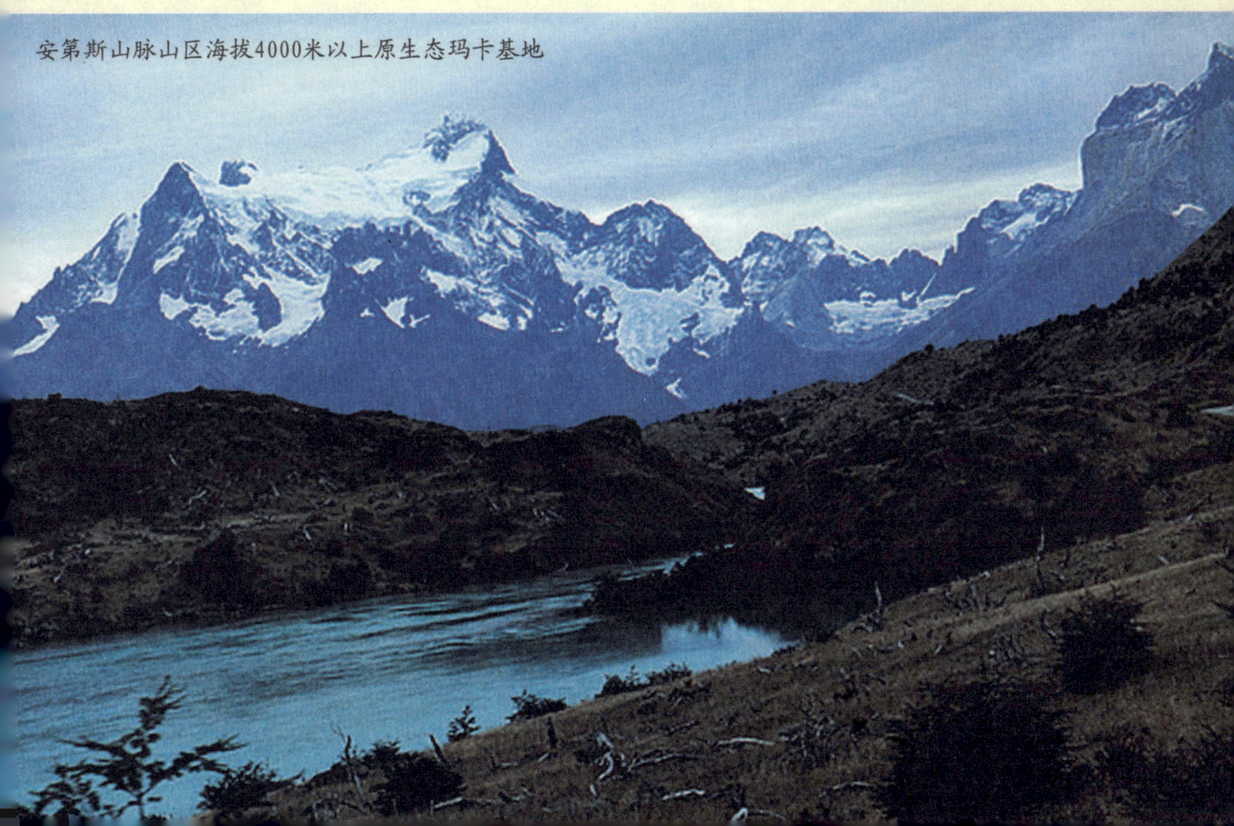

安第斯山脉山区海拔4000米以上原生态玛卡基地

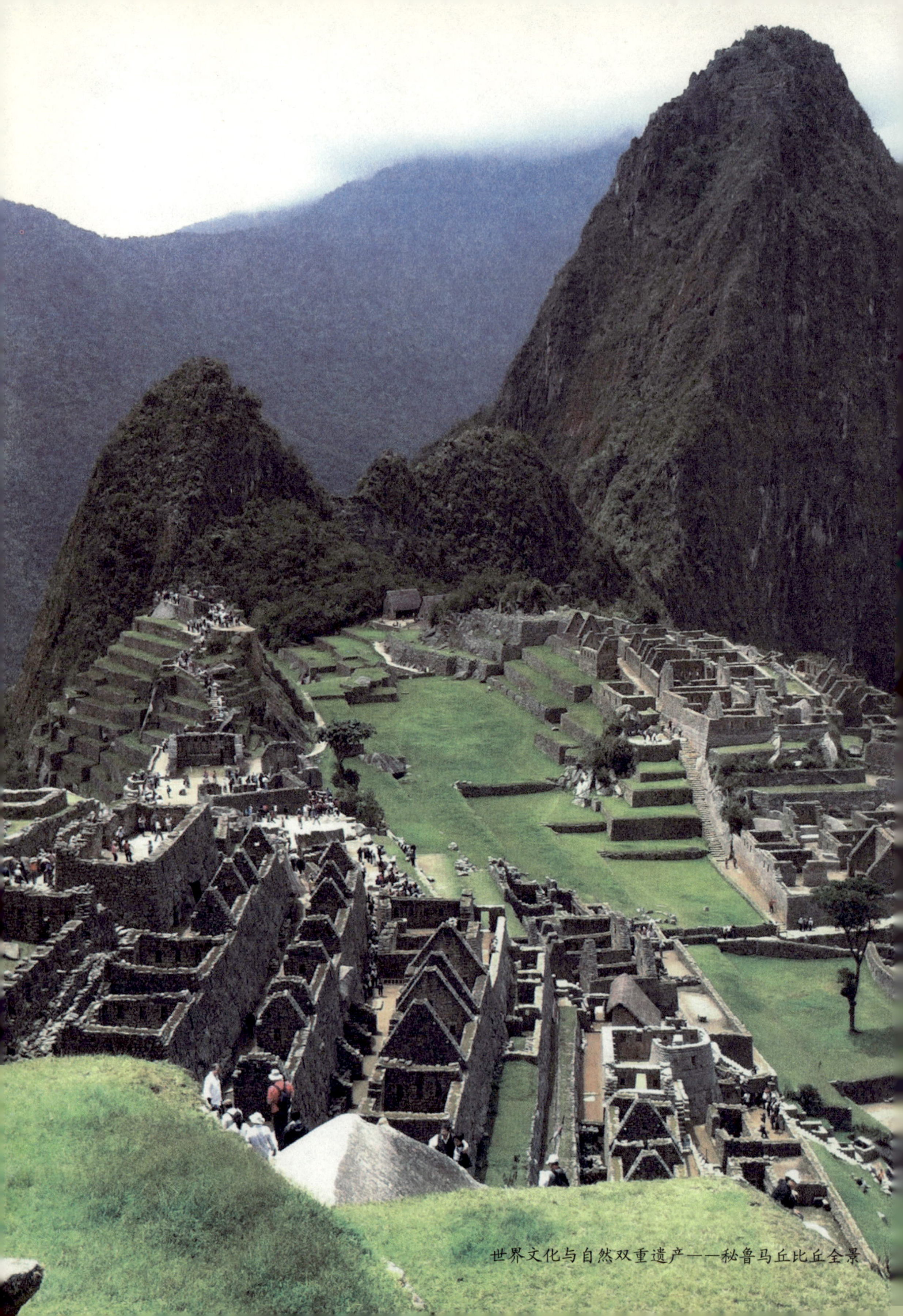

世界文化与自然双重遗产——秘鲁马丘比丘全景

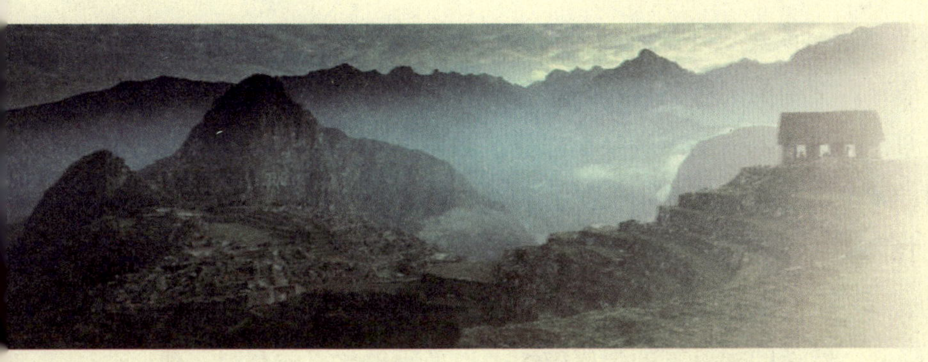

3 玛卡与印加帝国

在人类漫长的历史长河中，曾经孕育出无数灿烂辉煌的文明帝国。从黄河到恒河，从美索不达米亚到尼罗河三角洲，人类文明的结晶总是依傍着河流与平原落地开花。但是在众多平原帝国之外，还有一个极特殊的“非主流”文明，那就是特立独行、盛极一时的古印加文明。那么这个神奇的国度到底是如何在平均海拔4000米以上的安第斯山脉生根发芽的？印第安人又是凭借什么建立了称霸南美大陆的大帝国呢？

3.1 强劲的体能成就了印加帝国

古印加帝国曾是南美大陆最辉煌的文明古国。观察秘鲁的地形，不难了解这里孕育古文明的天然条件：与巴西相邻的亚马逊盆地充满各式奇珍生态类型，面积只占南美洲的一小部分，却拥有全北美洲两倍以上的鸟类族群。纵贯中部的安第斯山脉，拥有世界最大的高山湖泊的的喀喀湖（Lake Titicaca），在现代的考古研究中，历史学家惊讶发现:印加帝国是世界上唯一一个高原地区的帝国，因为高原地区人的生育力、性能力都会大大降低，然而印加帝国的强盛曾大大出乎历史学家的意料，他们凶猛地掠夺安第斯山的所有种族，并建立了强大的印加帝国。

体质本应不济的高原种族何以拥有强健的体魄和凶猛的攻击力呢?这其中最大的功臣莫过于一种生长在秘鲁安第斯山脉海拔4800米处的高原珍稀植物——玛卡。原来，古印加人主要活动在安第斯山脉的高原地带，那里日夜温差大，环境极端恶劣，当地几乎寸草不生。在高寒缺氧的恶劣环境下，人和牲畜的生育力都会极大降低。古印加人的祖先在一次饥渴难当之际发现了玛卡，以其充饥、解渴，没想到吃后不但精力充沛，连生育能力都得到了提高。靠着长期食用玛卡，印加人不但使种族得到了延续，更是变得身强力壮，到处攻城掠地，极具侵略性。

据史料记载，印加士兵上战场前，都会大量食用玛卡，以变得强壮威猛、奋勇无比，但攻下城池后，又被禁止食用，以保护当地妇女免受性侵害。最终，古印加人靠着玛卡征服了安第斯山下所有的平原部落，创立了强大的印加帝国，成为人类历史上唯一一个高原民族征服平原民族进而建立帝国的传奇。

3.2 玛卡让西班牙在美洲获得重生

16世纪，随着新航路的开辟，欧洲殖民者开始了在“新大陆”的

探险和征服。1531年，西班牙殖民者皮萨罗带领着不足200人的队伍踏上了美洲大陆。意识到和印加人的谈判无果后，西班牙人决定实行武力征服。尽管拥有先进的火器、铠甲和战马，然而还未开战，士兵就个个萎靡不振，连战马也失去了生育能力，加上高原反应以及水土不服等原因，导致军队停滞不前，根本无法开战。

就在这时，一个反对印加帝国统治的土著首领献上了玛卡，马吃了后竟奇迹般地恢复了生育能力，并繁殖出南美品种的赛马。西班牙人大胆一试，没想到效果出奇得好，在食用了玛卡后，人畜生育力低下的问题得到解决，男人重振雄风，女人生儿育女，问题都解决了。最终，西班牙人利用先进的武器和印加帝国的内部矛盾，终于打败了印加人。1533年，西班牙军队开进印加帝国首都库斯科，灭掉了盛极一时的印加帝国。

玛卡也从此成为他们生息繁衍扎根秘鲁的必备食品。此后，玛卡远渡重洋被带到西班牙皇室，作为西班牙皇室提高精力、生殖力的良好滋补品食用，一直延续至今。

西班牙人不仅掠夺了印加人的金银珠宝，还大肆掠夺他们的宝贵资源玛卡，使得这一稀缺资源迅速锐减，玛卡一度被列入濒危物种名录，直到国际植物遗传资源研究所（IPGRI）和联合国粮食及农业组织大力推广种植和使用，玛卡的光芒才得以引起世界人们的关注。

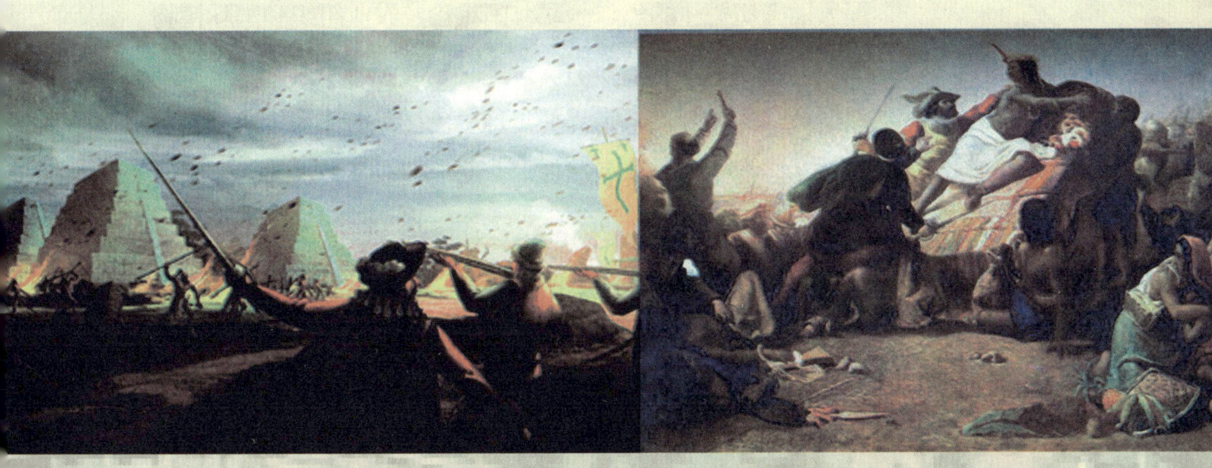

西班牙人与印加帝国大战

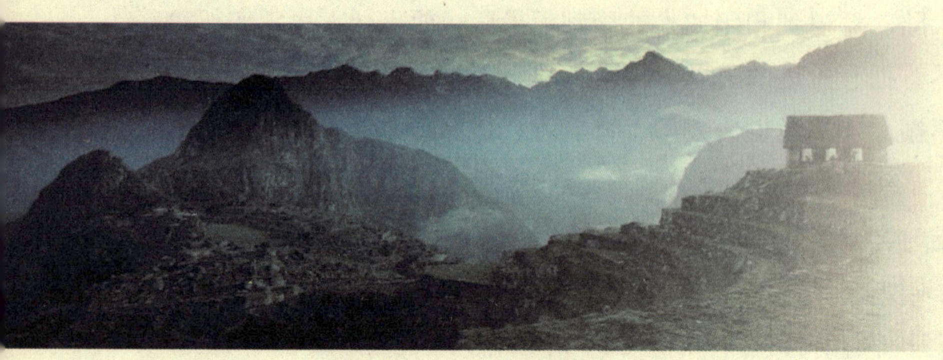

4 玛卡掀起了健康风暴

2001年底，秘鲁和欧美科研人员向世界公布了一则有关植物玛卡的最新研究报告。该发现对人类未来的生存发展产生了重大的影响，立即被世界各地著名而权威的传播媒体，如美国广播公司（ABC ）、Discovery探索频道、美国有线电视新闻网（CNN ）、中国中央电视台新闻30分、中央电视台旅游频道竞相报道。

玛卡从原来默默无闻的植物摇身一变，成为当今世界各国人民密切关注的焦点。联合国粮食及农业组织和国际植物遗传资源研究所积极推荐，美国太空总署（NASA）、秘鲁登山队、2002年韩日世界杯足球赛均把玛卡作为指定专用营养食品。在秘鲁、美国、日本、澳大利亚、西班牙、法国以及中国台湾等国家和地区都先后引发了一股“玛卡热潮”。

由于玛卡富含高单位营养素，长期服用，竟能使当地五十几岁女人胸部坚挺饱满而富有弹性，令人啧啧称奇。现代医学证明了玛卡惊人的成分，包括生物碱花色苷、皂草苷、类萜烯等55种活力营养元素，可以直接作

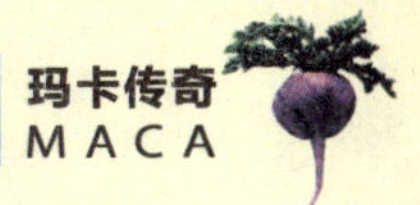

用于脑下垂体，激发女性自身的荷尔蒙分泌，调节内外分泌、改善睡眠、月经不调和更年期障碍。充足的女性荷尔蒙对促进女性生理特征二次发育有极佳效果，目前国内已有相关产品问世。

至今为止，国际研究者们揭示了玛卡具有的多种独特药用保健价值：增强精力、改善性功能、提高生育力、治疗更年期综合征及其相关症状、抗抑郁、抗贫血。玛卡迅速成为国际保健品市场中的一颗新星，受到广大消费者尤其是中老年人群、运功员、健美爱好者、女性更年期综合征患者的广泛喜爱。

近几年全球玛卡产品的年销售额近40亿美元，而且销售量呈快速增长趋势，玛卡原材料也因此成为国际市场的稀缺药材之一。据统计，目前全球玛卡400万吨的总产量，只能满足市场需求量的一半。虽然秘鲁政府已采取措施，积极推广玛卡的种植，但短期内仍无法改变全球玛卡原料供应紧张的局面。所以，美国、日本、德国等国已考虑通过引种这种植物来缓解玛卡原材料的供应不足，相关的研究工作正在进行中。玛卡的药用开发潜力和各国对玛卡的引种工作研究已经引起了玛卡原产国秘鲁政府的高度重视。为防止这种稀有物种外流，秘鲁政府已经颁布法令，明确规定未经政府许可，绝不允许玛卡鲜果及其种子出口。

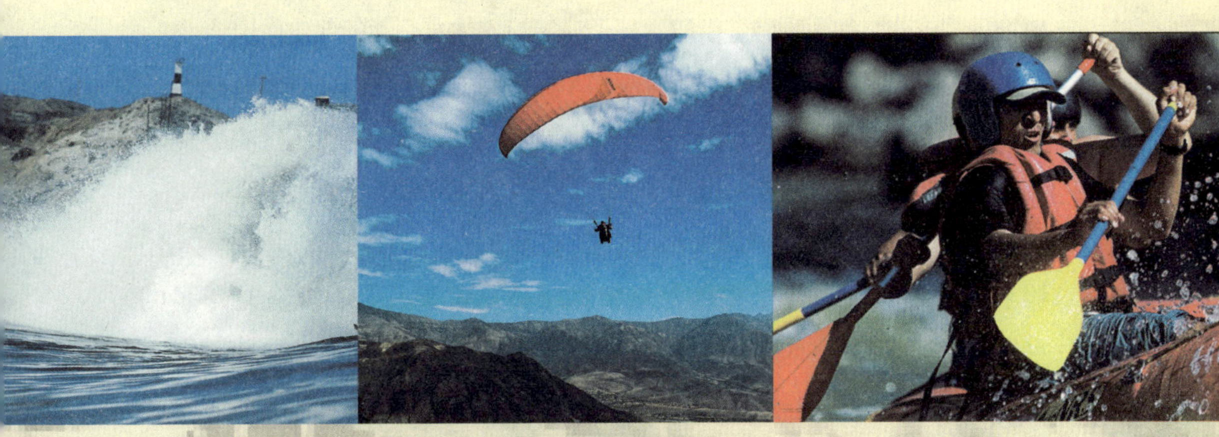

秘鲁人民快乐运动

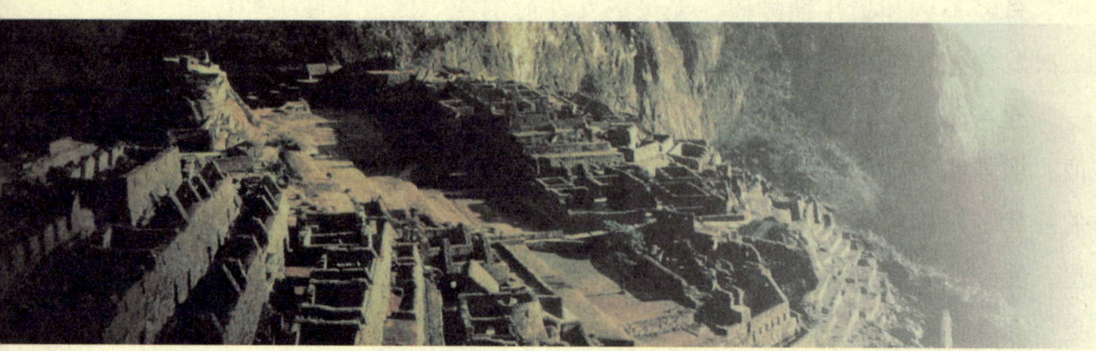

5 玛卡改写人类生存史

千百年来，人类都表现出对衰老与死亡的恐惧。

1961年，生物学家Gloria Chacon首次公布玛卡的研究成果，最先分离玛卡的4种生物碱，并证实与玛卡抗疲劳、抗抑郁、提高生育能力、调节内分泌有关。

1994年，意大利Dini首次对玛卡的功效作了系统的报道，结果显示玛卡含多种营养成分，如蛋白质、氨基酸、多糖、微量元素、维生素和多种天然植物活性成分，如生物碱、甾醇、芥子油等对人体有全面的保健作用。

2000年美国华裔植物学家Zheng BL利用先进的分析技术，取得关键性的发现：玛卡含有两种独一无二的植物活性成分——玛卡酰胺和玛卡烯，是玛卡提高性功能的物质基础，也是改善人类生息繁衍问题的重要物质之一。

2001年底，秘鲁科研人员在关于植物玛卡的最新研究报告中指出：玛卡突破了目前世界上依靠补充植物雌荷尔蒙来代替自身分泌不足的难题，能够让中年人的内分泌系统恢复平衡，从而有效对抗衰老，为人的生命再创动力。为此，世界上有医学专家惊呼:玛卡的发现，无疑改写了人类生存史。

【参考文献】

[1] Yali Wang,Yuchun Wang,Brian McNeil,et al. Maca: An Andean crop with multi-pharmacologicalfunctions[J].Food research international,2007,40(7):783–792.

[2] Gustavo F,Gonzales,Vanessa Vasquez,et al.Effect of two different extracts of red maca in male rats with testosterone–induced prostatic hyperplasia[J].Asian Journal of Andrology,2007,9(2):245–251.

[3] Gasco,M,Aguilar,J,Gonzales,GF.Effect of chronic treatment with three varieties of *Lepidium meyenii* (Maca) on reproductive parameters and DNA quantification in adult male rats.[J].Andrologia,2007,39(4):151–158.

[4] 余龙江,金文闻,吴元喜,等.玛咖的植物学及其药理作用研究概况 [J].天然产物研究与开发,2002,14(05): 71–74.

[5] Zhang Y,Yu L,Ao M,et al.Effect of ethanol extract of *Lepidium meyenii* Walp. on osteoporosis in ovariectomized rat[J].Journal of Ethnopharmacology,2006,105(1–2):274–279.

[6] Rubio J,Dang H,Gong M,et al.Aqueous and hydroalcoholic extracts of Black Maca (Lepidiummeyenii) improve scopolamine–induced memory impairment in mice[J].Food and Chemical Toxicology,2007,45(10):1882–1890.

[7] Gonzales C,Rubio J,Gasco M,et al.Effect of short–term and long–term treatments with three ecotypes of *Lepidium meyenii* (MACA) on spermatogenesis in rats[J].Journal of Ethnopharmacology,2006,103(3):448–454.

[8] H O, Meissner P, Mrozikiewicz T, et al.Hormone–Balancing Effect of Pre-Gelatinized Organic Maca (*Lepidium peruvianum* Chacon): (I) Biochemical and Pharmacodynamic Study on Maca using Clinical Laboratory Model on Ovariectomized Rats[J].International journal of biomedical science,2006,2(3):260–72.

[9] Fumiaki, Uchiyama,Tamaki, et al.*Lepidium meyenii* (Maca) enhances the serum levels of luteinising hormone in female rats[J].Journal of ethnopharmacology,2014,151(2):897–902.

[10] Gustavo F,Gonzales,Amanda Cordova,et al.*Lepidium meyenii*(Maca) improved semen parameters in adult men[J].亚洲男性学杂志(英文版)|ASIAN JOURNAL OF ANDROLOGY,2001,3(04):301–303.

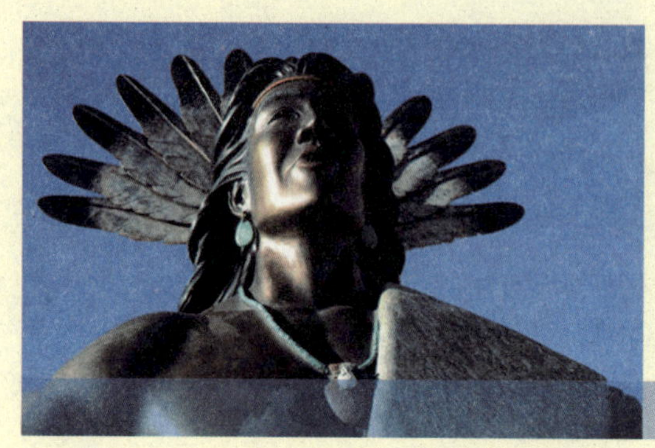

第三章

玛卡的基础研究

秘鲁卡耶塔诺大学、美国密西西比大学以及加拿大、日本、澳大利亚、西班牙、英国、法国等国际著名研究机构在对玛卡的营养成分、药理作用研究分析后发现：玛卡富含55种高单位营养素，含有丰富的蛋白质、人体必需氨基酸、不饱和脂肪酸、甾醇、维生素和微量元素等，特别是华裔美国植物化学家郑博林等从玛卡中发现了两类新植物成分玛卡酰胺（macamides）和玛卡烯（macaenes），并研究证明了玛卡烯及玛卡酰胺具有促进性功能和生育能力的作用，被现代医学认定是20世纪人类生命科学领域具有里程碑意义的重大发现。玛卡营养元素丰富而独特，在安第斯山区已有5800余年的食用历史。没有任何副作用，是纯天然、最均衡、最有效、最宝贵的能力补充剂。

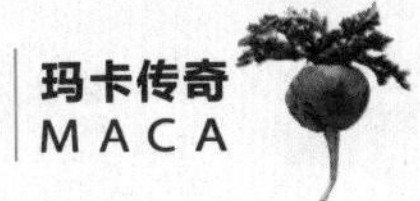

这些营养素协同作用于人体，其功效表现在：对于女性出现二次发育、胸部挺翘、女性特征明显；对于男性体力充沛、精力旺盛、性能力明显大幅度提高。更为重要的是，玛卡可以全面调节人体的各项机能，为人体的九大系统、400多个组织器官提供源源不断的高品质营养素，使人体机能达到平衡、健康的最佳状态。

玛卡成为国际粮食及农业组织推荐的作物，这与它含有多种人体必需的营养物质密不可分。玛卡制成的保健食品和药品风靡全球，这与它含有独特的植物活性成分密切相关。

1962年，秘鲁科学家Gloria Chacon博士最先从玛卡中分离出4种生物碱。

1982年，加拿大科学家Johns从玛卡中发现了芥子油苷和具有挥发性的异硫氰酸苄酯类物质。

1994年，意大利科学家Dini系统地分析了玛卡的组成成分，天然活性成分包括生物碱、芥子油苷及其分解产物异硫氰酸苄酯、甾醇、多酚类物质。

1999年，美国华裔科学家郑博林教授从玛卡中发现了两种植物活性成分玛卡烯和玛卡酰胺，这两种活性成分对提高性功能和生育能力有显著的作用。

2001年，美国科学家Genyi Li发现玛卡鲜根中芥子油苷含量高达1%。

表3-1 玛卡和其他可食的根类作物的成分含量比较表（%）

成分	玛卡	马铃薯	胡萝卜
水分/%	9.7～10.5	未测	未测
蛋白质/%	10.2～18.0	1.9	8.8
油脂/%	0.8～2.2	2.5	1.7
碳水化合物/%	59.0～63.8	61.4	79.8
纤维/%	4.9～8.5	1.8	8.8
灰分/%	3.5～4.9	未测	未测

注：其他根的成分也都是干燥物质的成分

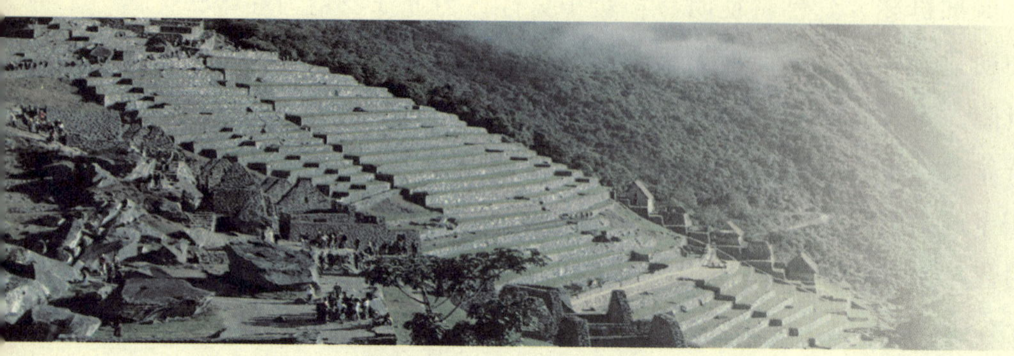

1 玛卡的营养成分

秘鲁卡耶塔诺大学、美国密西西比大学以及加拿大、日本、澳大利亚、西班牙、英国、法国等国际著名研究机构在对玛卡的营养成分、药理作用研究分析后发现：玛卡富含55种高单位营养素，含有丰富的蛋白质、人体必需氨基酸、不饱和脂肪酸、甾醇、维生素和微量元素等，特别是华裔美国植物化学家郑博林等从玛卡中发现了两类新植物成分玛卡酰胺（macamides）和玛卡烯（macaenes），并研究证明了玛卡烯及玛卡酰胺具有促进性功能和生育能力的作用，被现代医学认定是20世纪人类生命科学领域具有里程碑意义的重大发现。玛卡营养元素丰富而独特，在安第斯山区已有5800余年的食用历史。没有任何副作用，是纯天然、最均衡、最有效、最宝贵的能力补充剂。

1.1 蛋白质

蛋白质是是生命的物质基础，玛卡蛋白质的种类主要是：白蛋白74%、谷蛋白15%和醇溶蛋白10% 。

1.2 糖类

糖类是人体重要的能源物质。玛卡中糖类含量比较高，糖类含量为74.18g/100g。玛卡中含有果糖等还原糖，果糖具有良好的抗疲劳功能，而且可以作为精子游动的能量动力源，在提高生育能力上有着积极作用。玛卡被认为是十字花科独行菜属植物中唯一一种淀粉植物，其大量聚集淀粉的特性很可能与抵御海拔3500米以上安第斯山区的严寒、昼夜温差大等恶劣环境有关。

1.3 脂肪酸

玛卡中脂肪酸N的含量可达到1.6% ~ 2.2%，不饱和脂肪酸较多，占已知脂肪酸总量的52.7%以上，以亚油酸为主，尚含有α亚麻酸（21.98%）。α亚麻酸和亚油酸是对人体健康极为有利的营养成分，对心血管系统疾病等很有帮助，是营养学会极力推荐的食用成分。

1.4 维生素和微量元素

维生素具有促进人体发育和维持人体的正常的生理功能。玛卡中含有多种人体必需的维生素和微量元素，维生素包括维生素B_1、维生素B_2、维生素B_5、维生素B_6、维生素C、维生素A等，微量元素包括锌、铁、钙、碘、镁、锰、铜、钾、钠等，在我国钙、铁、碘的缺乏较常见，玛卡可以在这些方面起到补充作用，特别是玛卡中含有适量的锌元素，具有多种生理功能。

表3-2　玛卡中脂肪酸甲酯衍生物的含量

脂肪酸种类	占甲基脂混合物/%	保留时间/分钟
C12:0　十二烷酸（月桂酸）	0.8	17.4
C13:17　7-十三碳烯酸	0.3	18.3
C13:0　十三烷酸	0.1	18.6
C14:0　十四烷酸（豆蔻酸）	1.4	19.9
C15:1　7-十五碳烯酸	0.5	20.8
C15:0　十五烷酸	1.1	21.1
C16:1　9-十六碳烯酸（棕榈油酸）	2.7	22.0
C16:0　十六烷酸（软脂酸）	23.8	22.4
C17:1　9-十七碳烯酸	1.5	23.2
C17:0　十七烷酸	1.8	23.5
C18:2　9，12-十八碳二烯酸（亚油酸）	32.6	24.8
C18:1　9- 十八碳烯酸（油酸）	11.1	24.8
C18:0　十八烷酸（硬脂酸）	6.7	25.1
C19:1　11-十九碳烯酸	1.3	26.1
C19:1　十九烷酸	0.4	26.2
C20:1　15-二十碳烯酸	2.3	26.5
C20:0　二十烷酸（花生酸）	1.6	27.1
C22:0　二十二烷酸（山芋酸）	2.0	29.1

1.5　膳食纤维

植物中的膳食纤维具有降糖、降血脂作用，还具有助消化、抗饥饿、减肥和调节胃肠功能、通便等作用，另外膳食纤维最重要的功能之一是防治结肠癌。玛卡中膳食纤维含量为21.13g/100g，其中不溶性膳食纤维为15.19g/100g，可溶性膳食纤维为5.3g/100g。世界卫生组织指出，人每日应达到的总膳食纤维摄入量最少要27g，高限40g。据我国膳食调查证明，我国居民每人每日平均摄入总膳食纤维已由过去26g下降至17g。膳食纤维摄入量比世界卫生组织指出的低限还低。为此，在饮食中增加富含膳食纤维成分的玛卡很有意义。

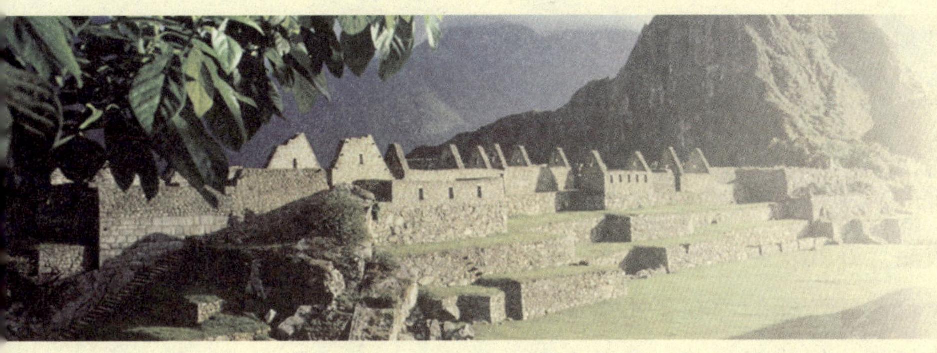

2 玛卡中的生物活性成分

2.1 生物碱

生物碱是一类含氮的有机化合物，这类化合物多有特殊而显著的生理作用，是中药活性成分中最重要的一类天然产物。玛卡中含有多种生物碱活性成分，玛卡酰胺和玛卡烯是一类新的植物化合物，通过不同的含氨基化合物与各种不同的脂肪酸形成酰胺键而形成，属于酰胺类生物碱(alkamides)，在玛卡提取物中的含量达到0.6%。药理研究发现，这类物质对性功能和生育能力的提高有显著的效果。

玛卡中还含有其他一些类型的生物碱，如玛卡中含有的咪唑生物碱lepidiline A和lepidiline B。体外细胞毒性实验表明，玛卡咪唑生物碱具有抗癌活性，可以认为是玛卡抗癌活性的功效物质之一，但至今还没有体内抗癌活性的报道。

2.2 芥子油苷及其异硫氰酸苄酯

十字花科植物中的芥子油苷具有抗肠癌和甲状腺癌的作用。2001年，科学家Genyi Li 发现玛卡种子中的芥子油苷的含量很高，鲜根中的芥子油苷的含量高达1%。

芥子油苷在黑芥子酶作用下可以水解成不同类型的产物，其中就有异硫氰酸酯。在20世纪80年代，早已认识到玛卡根、叶中都有芥子油苷以及异硫氰酸苄酯的存在，不少研究者认为玛卡能提高生育力、增强性功能甚至抗氧化都与芥子油苷及其分解产物有关，但至今尚缺少这方面的研究报道。

2.3 甾醇

植物甾醇是植物中的一种活性成分，植物甾醇有降血脂的功能。大量流行病学资料和实验室研究发现，摄入较多的植物甾醇能降低人类许多慢性病发生率（如冠状动脉硬化性心脏病、癌症、良性前列腺肥大等）。玛卡中含有较为丰富的甾醇及其衍生物，含量可以达到0.03%~0.04%。尚有报道β谷甾醇在玛卡干根中的含量超过0.02%。玛卡根中的甾醇及其衍生物包含β谷甾醇、菜子甾醇、菜油甾醇、豆甾醇、麦角甾醇、麦角二烷醇等。

2.4 氨基酸

氨基酸作为蛋白质的组成单元，是体内合成蛋白质的原料，氧化分解的能源物质，某些氨基酸或其代谢产物还是体内的调节因子。

玛卡中含有丰富的氨基酸，是玛卡具有高营养、抗疲劳、增强运动能力、增加生育力等重要生理活性的物质基础之一。玛卡中富含天冬氨酸、谷氨酸，而且具有重要生理活性的支链氨基酸的含量也都超

过联合国粮食及农业组织和世界卫生组织规定的必需标准。

牛磺酸是一种非常重要的氨基酸，它是一种含硫氨基酸，对人体有着特殊生理功能。它具有抗癫痫、降血压、抗心律失常及促进脑发育和调节渗透压等作用，特别是牛磺酸可以增强心脏功能、增强体质、消除疲劳和提高机体免疫力及完善视网膜功能。玛卡中的牛磺酸含量为0.077%～0.08%。

表3-3　玛卡干根中的氨基酸组成

氨基酸	1g蛋白质中的含量（mg）	必需氨基酸标准*
谷氨酸	156.5	
天冬氨酸	91.7	
丝氨酸	50.4	
组氨酸	21.9	
甘氨酸	68.3	
苏氨酸	33.1	40
半胱氨酸	未检测到	
丙氨酸	63.1	
精氨酸	99.4	
酪氨酸	30.6	60
苯丙氨酸	55.3	
缬氨酸	79.3	50
甲硫氨酸	28	35
异亮氨酸	47.4	40
亮氨酸	91	70
赖氨酸	54.5	55
色氨酸	未分析	
羟氨酸	26	
脯氨酸	0.5	
肌氨酸	0.7	

注：*表示世界卫生组织和联合国粮食及农业组织于1973年提出的理想蛋白质中人体必需氨基酸含量模式和评分标准

2.5　其它活性成分

玛卡中还有一些微量的次生代谢物质，如植物多酚、皂角苷，类

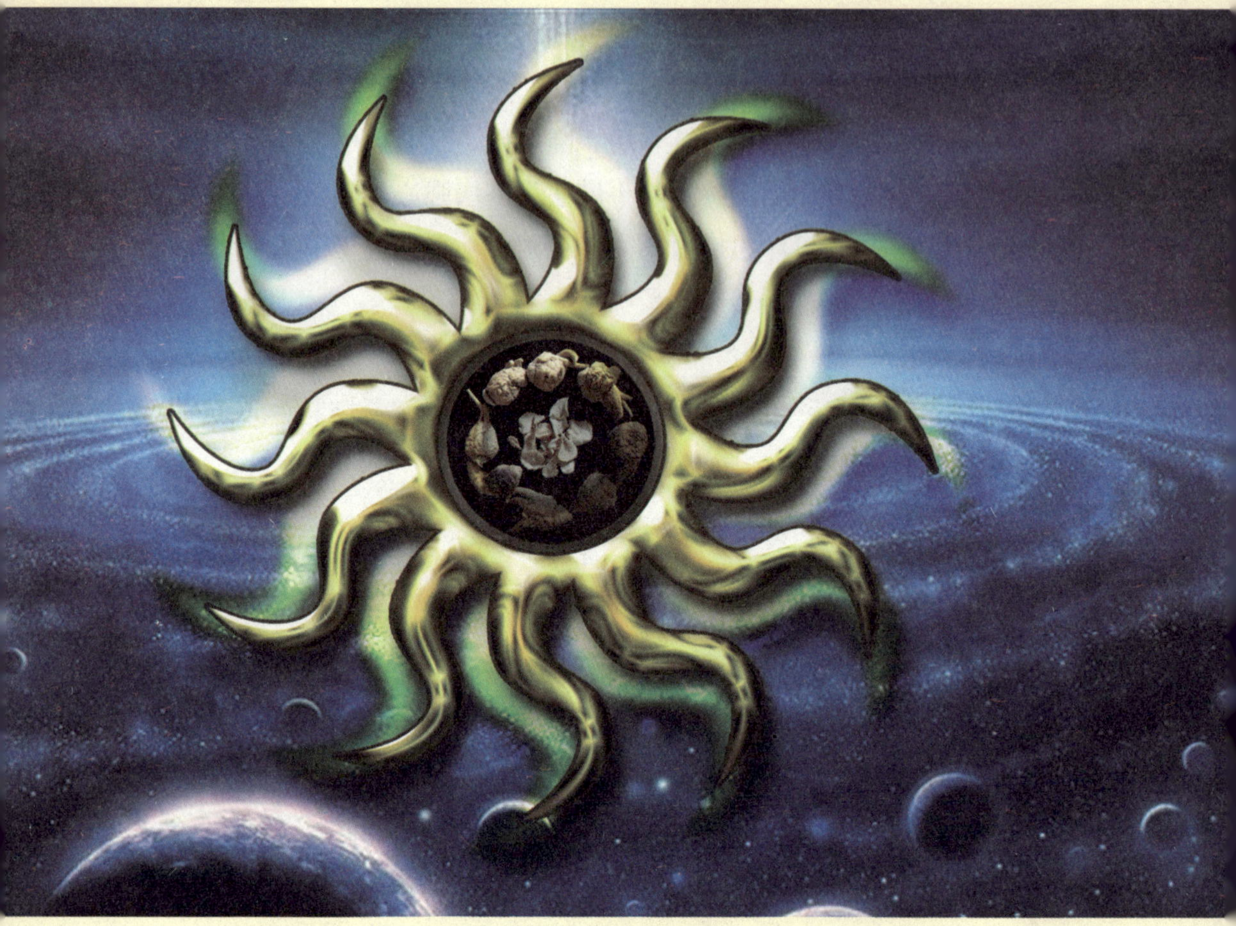

印加人认为玛卡是太阳神赐予人类的圣品礼物

黄酮、香豆素等。

植物多酚具有抗氧化、抗衰老、消除人体过剩的自由基，去脂减肥，降低血糖、血脂和胆固醇，预防心血管疾病，抑制肿瘤细胞等药理作用。玛卡中含有微量的植物多酚，国外科学家发现玛卡抗氧化活性是由玛卡中茶多酚等酚类物质起的作用。关于玛卡抗氧化的药理研究报告指出玛卡干根中含有2.5mg/g的儿茶酚（同时指出绿茶中的儿茶酚含量为145mg/g）。

皂角苷是一些天然药物中的主要活性成分，如人参中人参皂苷、黄芪中是黄芪皂苷。玛卡中含有少量的皂苷。

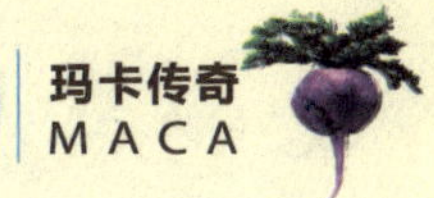

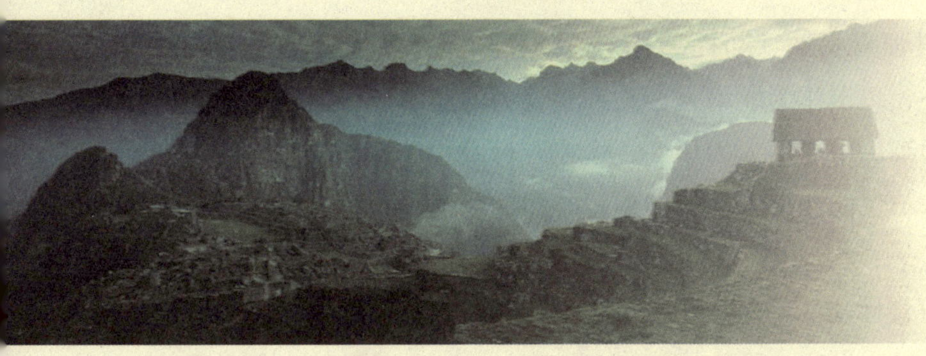

3 玛卡的药理作用

玛卡在南美的食用历史已经有5800多年，传统上用于强壮身体，提高生育力，改善性功能，抗抑郁，抗贫血等。从20世纪60年代初期到80年代，关于玛卡植物学和药用价值的研究逐步系统化，玛卡的一些传统作用得到德国和北美植物学研究者的科学验证，尤其是80年代以后，联合国粮农组织（FAO）建议世界各国推广对玛卡的种植，玛卡的化学成分鉴定、活性成分分离及其药理作用等得到了进一步的探讨，其中玛卡提高生育力、改善性功能、抗癌、抗白血病、治疗更年期综合征等作用成为当前的研究热点。

玛卡含有多种均衡合理的营养成分以及多种具有生物活性的次生代谢产物，因此玛卡具备多种保健和治疗功能。从20世纪60年代起，南美地区及其他一些国家的科研工作者对玛卡进行了药理药效、毒理及临床实验研究，已初步证实了玛卡具有抗疲劳、调节内分泌等多种功效。

3.1 改善性功能

玛卡增强男女性欲和提高性功能的作用也是其重要传统功效之一。在国外，玛卡作为能增强性欲和生育力的药品及保健品在药店出售，可用于解决中老年人的烦恼，夫妻皆可服用。而玛卡纯天然，无毒副作用，不仅能让男人和女人年轻时的冲动再度萌发，而且能温和地全面调理身体，这些独有的功效是其他药物不可替代的。

玛卡改善性功能的作用在20世纪60年代就有研究报道，研究者用玛卡喂养小鼠，发现小鼠的扑捉能力提高。2000年美国科学家郑博林等人发表了关于玛卡脂溶性提取物（Maca Pure M-01和M-02）对大鼠和小鼠性行为的影响的文章，发现这些提取物对小鼠完全插入次数和交配次数，及对勃起功能障碍大鼠的勃起潜伏期的影响，呈现潜在勃起期（LPD）显著缩短，各项性行为参数均表明了玛卡具有显著的促进性欲作用。Cicero等人（2001）研究发现无论是短期或长期进行玛卡粉末的喂养，都会提高实验鼠的性能力（交配潜伏期、射精潜伏期、交配频率、交配间隔期、交配效能）。

以后通过Cicero AFG等人多项试验结果推断：引起性功能改善的物质可能是玛卡烯和玛卡酰胺类物质；并认为芥子油苷和异硫氰酸苄酯等对改善性功能也可能有一定的作用，但后两种物质的此作用需进一步研究确定。玛卡干根中含有丰富的蛋白质，其含量高达10.2%以上，此外所含的丰富的氨基酸，更是提高生育力的重要生理活性物质基础。氨基酸（尤其是苯丙氨酸、酪氨酸及组氨酸）是合成中枢神经系统内源性递质如多巴胺、去甲肾上腺素的重要原料，这些递质对性活动具有重要的调控功能。组氨酸是合成组胺的前体物质，其在海绵体内对射精这一环节具有重要的调控作用。此外组氨酸及精氨酸所具有的扩血管作用，可增加性器官的血液流动性，促进男女双方在性活动中达到性高潮。

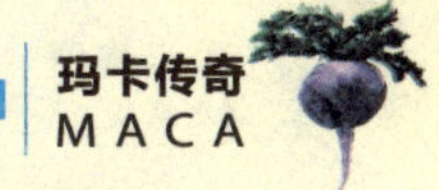

玛卡中还含有已经确认具有促进性欲、增加能量和增加勃起功能的β谷甾醇、糊精等物质。

3.2 提高生育能力

秘鲁当地的居民历来认为食用玛卡有助于他们的生育，玛卡是他们生息繁衍的必备食品。20世纪90年代以来，已有许多关于玛卡提高哺乳动物和鱼类生育能力方面的报道。尤其是2000年Canales M等人进行的玛卡对瑞士小白鼠及其后代的营养评价研究，推断玛卡提高生育力与其营养特性密切相关。

玛卡提高生育力的机制是提高成熟卵泡小体的数量、精子的流动性和精子的数量，这与玛卡中含有的生物碱、丰富的精氨酸和果糖等密切相关。玛卡中生物碱可以刺激动物生殖系统，用生物碱提取液喂小鼠可以使雄鼠成熟的卵泡小体成倍增加，雄鼠精子产生数也大量增加。精氨酸对提高生育能力有明显作用，这不仅因为精氨酸是精子中氨基酸组成的主要成分，而且表现在可提高精子的运动性上。果糖则可为精子的运动提供动力。

玛卡提高生育能力的最大功能特色是不仅对女性生殖功能产生作用，还能通过影响男性的生殖参数而增加生育能力。在这方面进行大量工作的有Gustavo F.Gonzales等人，2004年和2005年分别证明了玛卡水提物能够对抗由于急性海拔升高引发的精子发生障碍和对抗有机磷酸酯杀虫剂诱导的小鼠精子破坏，相反使精子发生增加。

玛卡烯和玛卡酰胺是玛卡特有的物质，包括分子结构为N–苄基辛酰胺、N–苄基–16–羟基–9–氧基–10E，12E，14E–十八三烯酰胺、N–苄基–16–羟基–9， 16–二氧基–10E，12E，14E–十八三烯酰胺的三种物质及其同系物，是最有可能提高性功能的物质。一些研究指出，玛卡及其提取物并不影响17–β–雌二醇分泌，但可增加正常3周龄雌性小鼠P水平和雄性小鼠T水平，使3月龄大鼠产仔数增多。

总之，研究者近年来从促进卵泡、改善受孕率、产仔数、睾丸功能、精子发生、显著增加孕酮水平、精子保护、增加子宫重量等方面对玛卡提高生育力的作用进行了研究，结果验证了玛卡对雌雄哺乳动物，甚至对人的生育力确实具有促进作用，而且是对男性女性均有作用。

3.3 调节内分泌，缓解更年期综合征及骨质疏松

目前认为，雌性荷尔蒙水平过度降低引起下丘脑-垂体-卵巢轴或肾上腺轴等功能紊乱所致的神经递质、荷尔蒙、细胞因子等产生失衡，是更年期综合征发生的主要原因，故神经系统、内分泌系统、免疫系统与更年期综合征的关系最为密切。

传统上玛卡可用于治疗女性更年期综合征。Dr.Gloria Chacon从玛卡中分离出四种生物碱（如玛卡烯和玛卡酰胺类物质），将这四种生物碱注射入大鼠体内，研究发现，玛卡中的生物碱成分无论对雌性还是雄性大鼠生殖系统的荷尔蒙变化都有作用，而且主要作用于下丘脑和脑垂体，二者共同调节内分泌腺如肾上腺、甲状腺、胰腺、卵巢、睾丸等的功能，从而平衡体内荷尔蒙水平。可见，玛卡具有双向调节荷尔蒙、平衡体内荷尔蒙水平的作用。

此外，玛卡中所含的甾醇和皂苷均可作为甾体荷尔蒙等多种荷尔蒙前体为机体应用，芥子油苷和异硫氰酸苄酯与内分泌也密切相关。

2004年，Lowicka A等人研究发现玛卡对切除卵巢大鼠具有抗抑郁作用和镇静活性（但并没有抗焦虑作用），对可的松及促肾上腺皮质荷尔蒙的降低作用更验证了这一结果，由此临床上可以考虑将玛卡用于缓解更年期综合征中的抑郁症状。

王竹等利用雌性荷尔蒙低下动物模型，探讨玛卡对雌性大鼠体脂、性荷尔蒙、骨代谢的影响，研究发现对于卵巢切除大鼠，玛卡未表现出类雌荷尔蒙样作用，如使性荷尔蒙水平低下的大鼠雌性荷尔蒙水平上升或子宫重量增加，提示尽管玛卡对绝经后生理变化影响的作

用机制还不十分明确，但有别于雌性荷尔蒙作用，推测可能通过间接作用。由于卵巢荷尔蒙缺乏造成了骨代谢紊乱、骨转换率提高以及骨快速丢失，因此本研究针对玛卡对骨丢失的影响。骨钙素作为评价骨形成和骨转换率的特异性指标，起着调节和维持骨钙的作用，相比之下血碱性磷酸酶或骨碱性磷酸酶是更为稳定的骨形成指标，与骨质疏松发生密切相关，骨密度低下的老年人多有骨碱性磷酸酶升高现象，卵巢切除后大鼠也表现为血碱性磷酸酶升高。本研究在卵巢切除后骨丢失发生的早期（7周）同样观察到了血碱性磷酸酶显著升高，尽管大鼠尚未出现明显的骨密度异常。已烯雌酚可以明显降低血碱性磷酸酶的升高，增进骨形成降低去卵巢引起的骨高转换。和已烯雌酚类似，玛卡也表现了降低血碱性磷酸酶的作用，但同时可使骨钙素升高、骨宽增加，提示玛卡比已烯雌酚有更强的促进成骨细胞活性的作用，对骨形成有利。

另有研究采用玛卡提取物延长观察时间至28周，发现玛卡可改善荷尔蒙缺乏引起的骨丢失。妇女在绝经后由于荷尔蒙水平急剧下降可引起器质萎缩症状及骨质疏松，雌性荷尔蒙替代疗法目前仍是临床治疗更年期综合征的主要手段，但长期服用雌性荷尔蒙会带来许多副作用和一定危险性，因此尝试开发一些具有改善更年期症状的天然植物及其制品在未来健康食品研究中更有发展前景。

根据衰老的自由基学说，研究玛卡提取物对衰老小鼠体内自由基代谢的影响，证实了玛卡提取物可以提高酶防御系统中的超氧化物歧化酶、谷胱甘肽过氧化物酶的活性，并部分降低过氧化脂质代谢产物丙二醛的产生，补充了以往抗氧化体外研究的不足，这可能是其预防和治疗更年期综合征的机制之一。

有对切除卵巢大鼠给予玛卡乙醇提取物的研究，结果表明高剂量乙醇提取物能预防绝经后因雌性荷尔蒙缺乏而产生的骨丢失。

华中科技大学玛卡研究中心首次用去卵巢大鼠动物模型研究玛卡

提取物对内分泌荷尔蒙调节、骨质疏松等多种实验指标的影响，证实了玛卡提取物对更年期综合征以及骨质疏松具有一定的改善作用。根据更年期综合征的发病机制，从免疫功能调节的角度研究发现玛卡对正常小鼠免疫功能具有增强的作用。从自由基代谢的角度证明玛卡提取物对衰老小鼠自由基代谢具有改善作用。总之，玛卡具有改善更年期症状以及骨质疏松等功效，可能是通过玛卡对机体整体的综合调节，即对内分泌系统、免疫系统以及自由基代谢等方面的改善和调节作用来实现的。

3.4 抗疲劳

疲劳是万病之源，不可忽视。因为疲劳导致人体神经系统、内分泌系统、心血管系统、骨骼肌肉系统的功能紊乱和功能减退。长期疲劳会导致脑疲劳、精神极度紧张、心血管系统器质性病变、内分泌系统紊乱，表现为免疫力下降、性功能减退、神经衰弱、肌肉酸痛、四肢无力、动作反应迟缓等症状，由此将导致生命过程中的细胞及功能减退，呈现出亚健康状态。

玛卡中抗疲劳的有效成分主要包括氨基酸、微量元素锌和牛磺酸等，这些天然植物成分对抗疲劳方面有明显的效果。

在100g纯玛卡粉中氨基酸含量约为8g，而且氨基酸组成结构合理。氨基酸是构成人体蛋白质的最基本物质，玛卡中含有的赖氨酸是合成脑神经、生殖细胞等细胞核蛋白及血红蛋白的必要成分，是人体内必需的八种氨基酸之一，赖氨酸可提高植物蛋白效价，具有营养强化和营养补充作用，消除人体因营养不足而引起的疲劳。支链氨基酸（如亮氨酸、缬氨酸、异亮氨酸）的摄入还可相应提高作为中枢神经

舌尖上的秘鲁——美食节会场11公顷，餐桌1600张，可容纳4万人共餐

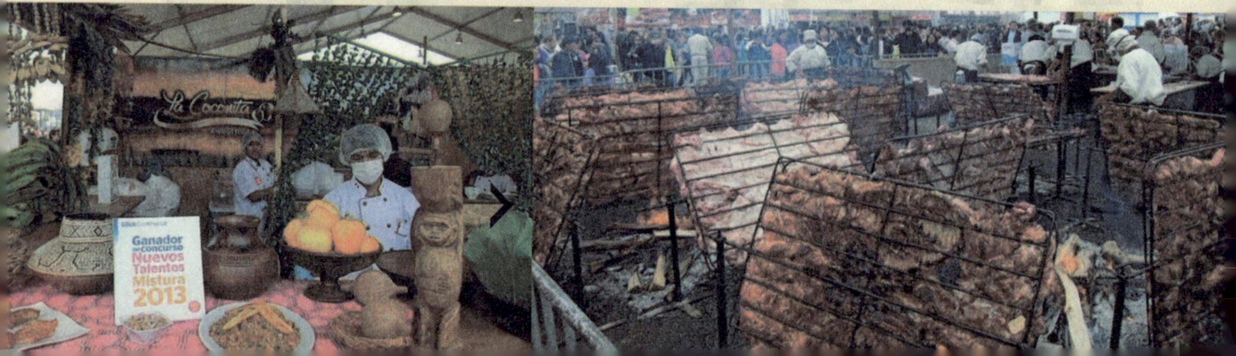

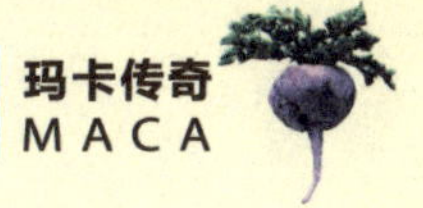

递质的谷氨酸在脑中的含量而对抗中枢性疲劳，在消除运动性中枢疲劳和机体疲劳中起重要作用。

100g纯玛卡粉中微量元素锌的含量为3.8mg，锌是能量代谢所涉及的有关酶所必需的，在按功能划分的六大酶类（氧化还原酶类、转移酶类、水解酶类、裂解酶类、异构酶类和合成酶类）中，每一类均有含锌酶。人体内重要的含锌酶有碳酸酐酶、胰羧肽酶、DNA聚合酶、醛脱氢酶、谷氨酸脱氢酶、苹果酸脱氢酶、乳酸脱氢酶、碱性磷酸酶、丙酮酸氧化酶等。它们在组织呼吸以及蛋白质、脂肪、糖和核酸等的代谢中有重要作用。不仅对于蛋白质和核酸的合成，而且对于细胞的生长、分裂和分化的各个过程都是必需的。因此，体内锌不足不仅直接影响到肌肉的生长及其组成，而且可使能量代谢减缓，或使肌乳酸去路受阻导致耐力下降。锌与神经内分泌荷尔蒙的关系也较密切，锌能通过调节神经内分泌荷尔蒙水平来增强高温下抗疲劳作用。

100g纯玛卡粉中牛磺酸的含量77mg。牛磺酸作为人体中非常重要的一种物质，可促进人体对脂类物质的消化吸收，增强心肌收缩力。牛磺酸既能增强体质，提高工作效率，解除疲劳，又有预防疾病的保健作用。

除了以上三种主要有效成分，可补充脑神经细胞组成成分和代谢能量，调节神经内分泌荷尔蒙水平，从而激发脑细胞活力，预防脑细胞自由基过度累积。消除脑疲劳和紧张抑郁症状外,玛卡中还有一些成分如VB_1和VB_2（作为体内几种重要酶与辅酶的组成成分，在人体多种代谢中起着重要作用，维持正常代谢以对抗疲劳）、亚油酸和亚麻酸（作为体内几种必需的多不饱和脂肪酸，可防止动脉粥样硬化，降低血脂和血清胆固醇的含量，软化血管，扩张动脉，改善血液循环，调

秘鲁特产玛卡　　秘鲁西餐

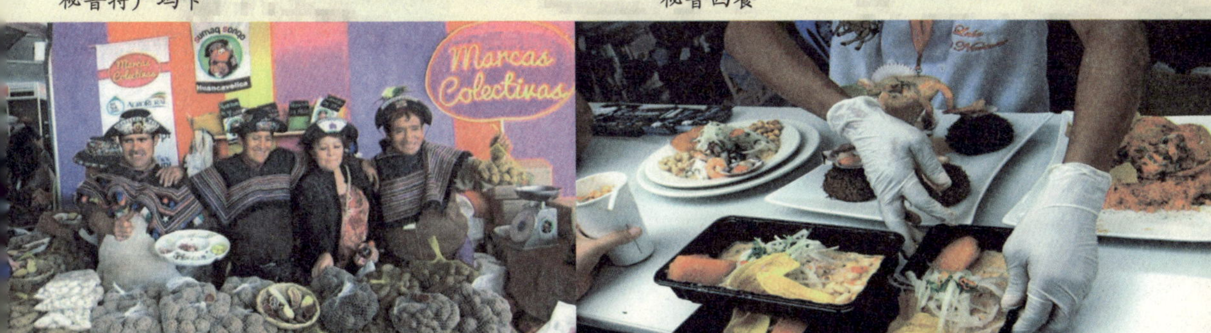

节心血管系统功能，确保机体多种代谢顺利完成，既确保代谢原料的摄取，也确保机体中代谢产物通过血液循环排出，保证机体在疲劳状态时维持组织内部理化物质的相对稳定，以减轻或避免机体各器官过度疲劳）、甾醇等也有一定的综合抗疲劳作用。机体各组织要通过血液循环摄取代谢原料，并把代谢产物（如血清尿素氮、血乳酸）排至血液。血液循环的加强，可保证机体在疲劳时保持组织内部理化性质的相对恒定，减轻或避免身体各组织器官的过度疲劳。

此外，玛卡中特有的天然植物生物碱成分可以调节人体内分泌，如调节雄性荷尔蒙、黄体酮和雌性荷尔蒙等，逐步恢复人体自身的荷尔蒙调控能力；并可调节人体能量代谢中酶活性的稳定，提供肌肉细胞合成所需组分，增强心肌收缩力，增强肌肉耐力，抗运动疲劳，减少运动时造成的细胞损伤，加速疲劳恢复，重现健康状态。

由上看出玛卡含有的全面营养成分，包括蛋白质、氨基酸、多糖、多不饱和脂肪酸、维生素和多种微量元素是防止人体产生“积劳成疾”的物质基础，正因为玛卡补充人体所缺营养物质，并由玛卡中各种功效成分协同作用综合表现出来，所以可以预防和消除病理性疲劳。

2004年余龙江等采用动物试验进一步验证了玛卡干粉的抗疲劳功效，发现玛卡干粉可明显延长小鼠负重游泳试验时间，明显降低小鼠运动时血清尿素氮水平，并有助于小鼠运动后血乳酸的消除。2010年朱学良等又报道观察玛卡多糖对小鼠抗疲劳作用的研究：玛卡多糖高、中、低剂量组与正常对照组比较，均能明显延长负重游泳时间。血清指标实验显示玛卡多糖具有抗疲劳作用，并且抗疲劳作用与剂量有一定的依赖关系，随着剂量的增加抗疲效果增强。罗彤等试验研究了玛卡多肽（由玛卡蛋白酶解作用后形成的多肽片段，含有较大比例的寡肽和氨基酸，具有很高的营养价值和多种生理功能）对运动小鼠的抗疲劳作用。结果表明玛卡多肽能显著提高肝糖原的储量，显著延长小鼠的爬杆时间和负重游泳时间，表现出明显的抗疲劳功效。说明玛卡多肽具有显著的抗疲

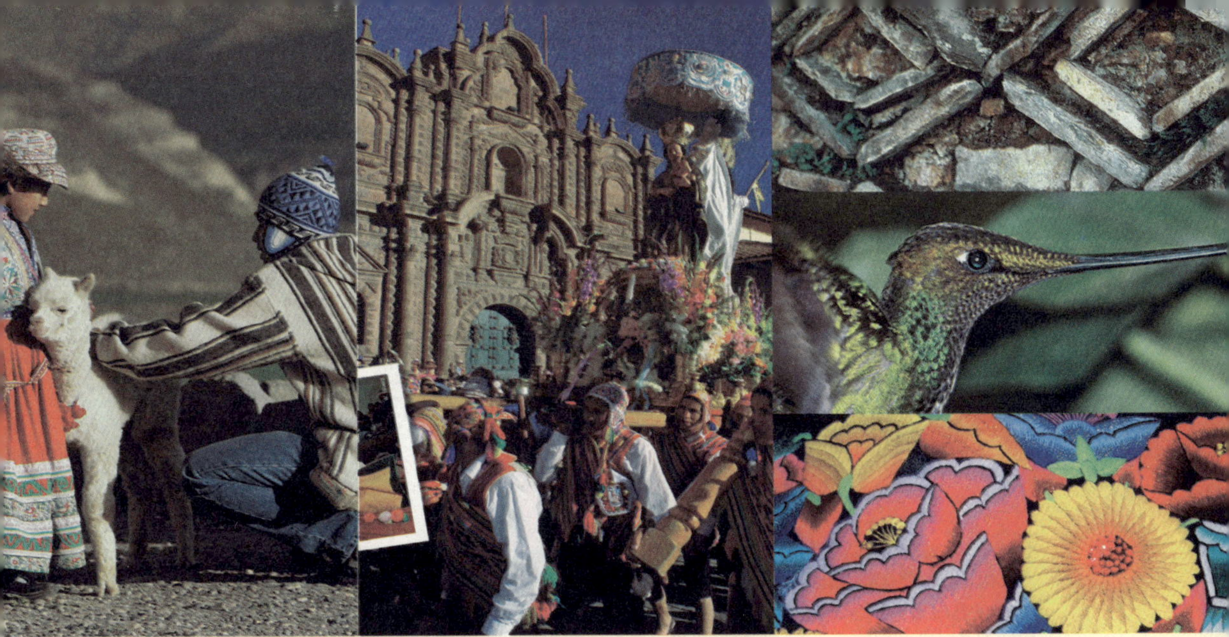

羊驼家园——秘鲁　　秘鲁国庆　　秘鲁历史与艺术

劳和提高运动耐力的作用。

高珊等研究玛卡和西洋参对缓解体力疲劳的作用，试验结果显示，玛卡和西洋参都能明显延长小鼠负重游泳时间，增加小鼠的肝糖原储备。在对运动后代谢产物含量测定结果中，玛卡与西洋参对代谢产物血乳酸与尿素氮的影响是不同的。测定运动后代谢产物的含量，是反映机体疲劳的客观指标。运动前后血乳酸变化值反映了乳酸的代谢情况，由此可推测机体无氧代谢及有氧代谢能力，还可对疲劳恢复情况作出评价。当机体长时间不能通过糖、脂肪分解代谢得到足够能量时，机体蛋白质和氨基酸就参与分解代谢，使血中尿素氮含量增高，血清尿素氮可评价机体在负荷时的承受能力。玛卡对运动后的血清尿素氮无明显影响，但可降低运动前后血乳酸变化值；西洋参无明显影响，但可显著降低小鼠运动后的血清尿素氮水平。本研究表明，玛卡和西洋参都具有缓解体力疲劳的功能。但二者对运动前后血乳酸变化值与血清尿素影响不同。

综合前面提到的玛卡调节内分泌功效，其抗疲劳作用很可能是调补结合所致。

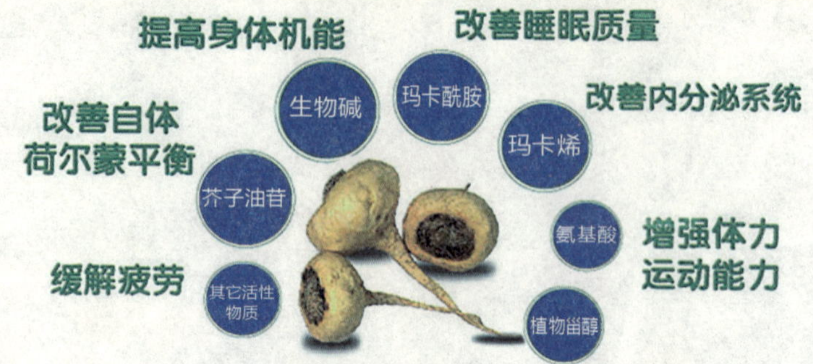

玛卡营养及天然活性成分

玛卡的作用机理

抗疲劳缓解疲劳、增强精力、体力——玛卡的氨基酸、矿物质锌、牛磺酸等成份能明显对抗疲劳，改善多种疲劳态，并增强肌肉耐力，抵抗运动性疲劳。

增强活力改善生理功能，增强活力——玛卡丰富的蛋白质氨基酸、多糖、矿物质，能营养人体系统器官，独有生物活性物质玛咖烯、玛咖酰胺，还能提高精子数量和活跃能力。

调荷尔蒙调节内分泌系统，平衡荷尔蒙——玛卡中生物碱作用于下丘脑和脑垂体，调节肾上腺、胰腺、睾丸等功能，达到平衡荷尔蒙水平，进而调节身体机能。

3.5 抗氧化

美国Albany医科大学心血管研究中心的Manuel Sandoval等人通过体外试验分析玛卡对过氧化亚硝酸盐、2，2–联苯基–1–苦基肼基（DPPH）、peroxyls和脱氧核糖降解的抑制作用。用处理过氧化亚硝酸盐或者过氧化氢的巨噬细胞（RAW264.7）进行实验，观察玛卡对细胞的保护作用。玛卡提取物（0.3～1mg/ml）可以降低过氧化亚硝酸盐的浓度，分别降低15%和41%（$P<0.01$），消除DPPH和peroxyls的IC_{50}分别为0.61 mg/ml和0.43mg/ml。玛卡（1～3mg/ml）对脱氧核糖的保护作用率分别为57%和74%。玛卡(1mg/ml)对过氧化亚硝酸盐引起的RAW264.7细胞凋亡具有保护作用（$P<0.01$），而且玛卡能够增加H_2O_2（1mmol/L）处理后的细胞ATP产量。研究证实：玛卡具有清除自由基，保护细胞免受氧化的作用。

Vecera等人（2007）研究中，给有高甘油三酯血症的老鼠服用玛卡干燥粉末，发现服用玛卡的老鼠肝脏中超氧化物歧化酶活性及谷胱

甘肽浓度显著提升，血浆中血脂与胆固醇浓度显著下降，研究显示玛卡具有降低血脂及提升抗氧化的能力。

Gins MS等人对玛卡进行了抗氧化研究，并指出玛卡醇提取物所含的维生素C（干根提取物中含7.0%）、类胡萝卜素(0.85%）、类黄酮（0.55%），能够起到抗氧化作用。有研究者用过氧亚硝基阴离子（$ONOO^-$）、1，1–二苯基–2–三销基苯肼（DPPH）、过氧化氢（H_2O_2）以及去氧核糖降解的抑制作用来评价玛卡的水提液抗氧化作用，玛卡的细胞保护能力通过用过氧亚硝基阴离子或者过氧化氢处理的巨噬细胞RAW 264.7来评价。结果表明玛卡具有清除自由基的能力以及保护细胞DNA、对抗氧化压力的功效。此外还有研究者发现玛卡中含有低聚糖和缩氨酸，并指出这两种物质是玛卡中具有临床抗氧化作用的细胞兴奋剂。最近，有研究者用玛卡的正己烷提取物、二氯甲烷摄取物、乙酸乙酯提取物、甲醇提取物进行了抗氧化能力体外测试。结果表明只有甲醇提取物可以抑制DPPH自由基，表现出抗氧化活性。而该实验忽略了水提取物可能具有的抗氧化活性。

上述实验至少说明玛卡抗氧化活性成分主要是一些极性比较大的物质。

华中科技大学玛卡研究中心实验室的梅松等从玛卡中提取到了具有抗氧化性的活性多糖。2005年该实验室的张永忠等人采用邻苯三酚自氧化法、过氧化氢诱导红细胞氧化溶血以及四氯化碳致豚鼠肝脏脂质过氧化的方法，观察体外给予玛卡多糖对这些氧化反应的影响。结果表明，玛卡多糖对邻苯三酚的自氧化有微弱的抑制作用，对过氧化氢诱导红细胞氧化溶血有显著的抑制作用，最大抑制率达76.9%。显著减少四氯化碳所致豚鼠肝脏脂质过氧化代谢产物丙二醛的产生，作用与维生素C相似。玛卡多糖体外具有一定的抗氧化保键作用。并认为玛卡多糖抗氧化的作用可能与其直接清除自由基并抑制自由基导致的脂质过氧化反应有关。研究表明玛卡多糖体外具有一定的清除超氧自由基的作用，但抑制率不是很高。而对羟自由基具有显著的抑制作用。

浦跃武等也探讨了不同提取方法所得玛卡多糖的抗氧化的作用，80%分级醇沉淀物的体外抗氧化活性作用最强。

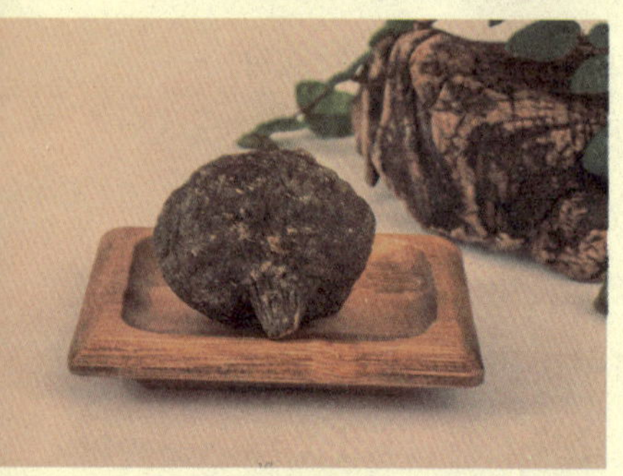

3.6其他功效

有报道认为玛卡能减小前列腺的体积，减轻膀胱刺激症状，如尿频、尿急、尿潴留等。余龙江探讨玛卡醇提取物具有抗衰老作用，机理可能与荷尔蒙调节相关，玛卡因含有类固醇和肾上腺素样物质，提高PHA刺激的淋巴细胞转化率，改善自由基代谢，增强细胞免疫。

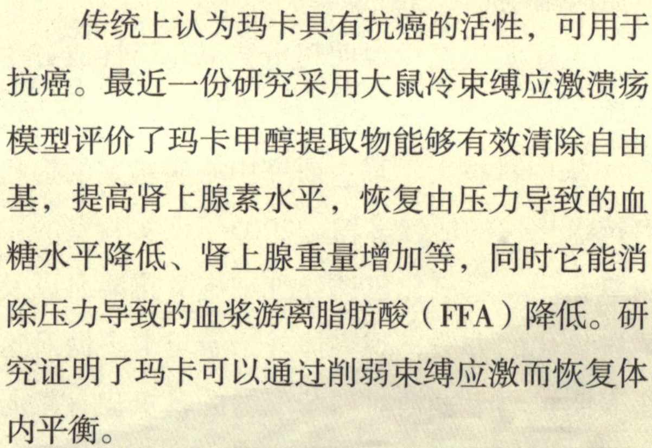

传统上认为玛卡具有抗癌的活性，可用于抗癌。最近一份研究采用大鼠冷束缚应激溃疡模型评价了玛卡甲醇提取物能够有效清除自由基，提高肾上腺素水平，恢复由压力导致的血糖水平降低、肾上腺重量增加等，同时它能消除压力导致的血浆游离脂肪酸（FFA）降低。研究证明了玛卡可以通过削弱束缚应激而恢复体内平衡。

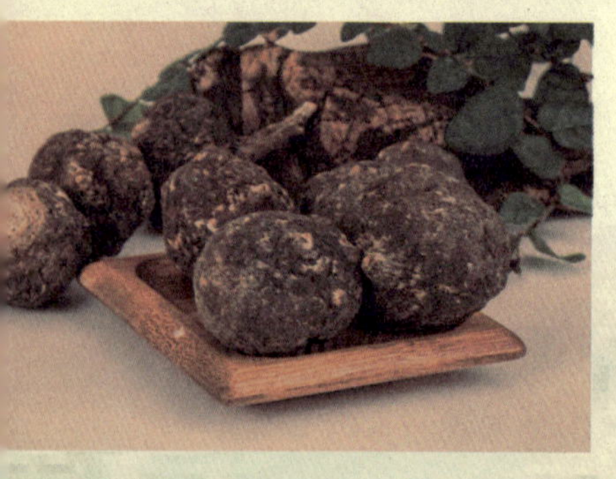

秘鲁圣马科斯大学医学系生物化学和营养研究中心科研人员日前经动物实验证实，有“秘鲁人参”之称的玛卡具有改善学习记忆的功能。玛卡还有抗菌功效的作用，同时具有一定的抗风湿作用。

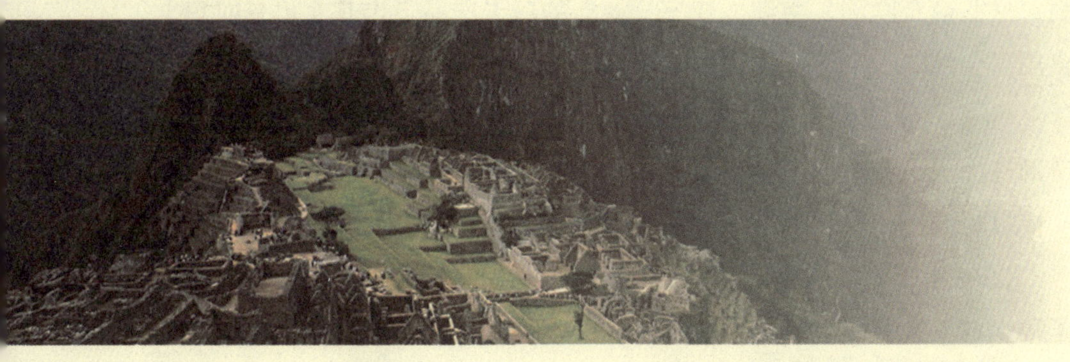

4 玛卡的安全性和毒理研究

玛卡几千年来一直是安第斯山区人们的重要经济作物之一，有长期而广泛的食用人群。它有多种食用方式，新鲜的玛卡可以生吃，或与肉、蔬菜一起炒熟食用，还可榨成汁后调配饮用，而更多的是加工成干根和粉末，作为保健品贮存起来。玛卡虽有长期的食用历史和广泛的食用人群，但尚未有食用玛卡对人体产生任何不良影响的记载和报道。在中国台湾地区进行的临床试验也没有发现任何对人体的不良影响。

联合国粮食及农业组织和国际植物遗传资源研究所不仅给予南美植物玛卡以权威论证，联合国粮食及农业组织还在年会上发表的论著中指出玛卡是一种被忽视的作物。而且，玛卡已经符合美国食品及药物管理局的DSHEA第三部分列出的各项要求，作为保健品备案受理，并在美国国家药品代码公告中（NDCs. national drug code system）将玛卡列为食品补充剂产品。当前全世界已有超过百种各种形式的玛卡保健产品，除了前面提到以玛卡为原料的食品补充剂、保健食品，还有普通的玛卡食品、玛卡饮料，这些遍布欧洲、美洲、亚洲、澳洲的玛卡产品上市其实也是对玛卡食用安全性的一个重要佐证。

此外，我国国家兴奋剂及运动营养测试研究中心对玛卡进行了兴奋剂检测。没有发现国际奥运会2000年规定禁用的刺激剂、麻醉剂、β受体阻断剂、利尿剂和甾体荷尔蒙类药物。

2005年，Valerio等人总结前人关于玛卡毒理安全性的研究，回顾了玛卡的安全性、毒理以及潜在的副作用，其中指出玛卡对瑞士小鼠LD_{50}＞16.129g/kg，评价玛卡为“可能安全级（possibly safe）”。另外，2004年Guadalupe等人开展了初步评价玛卡对小鼠胚胎发育影响的研究。他们评估了玛卡水提取冻干粉对胚胎植入前晶胚的影响。两种浓度（0g/kg体重、1g/kg体重）冻干提取物喂食两组怀孕雌鼠，分别在怀孕第1天和第4天喂食，并评价其胚胎发育阶段、条件、胚胎形态变化。研究发现冻干水提取物对胚胎植入前晶胚没有毒性效果。

同前，田辉等进行了玛卡细粉作为保健食品的安全性实验。将玛卡细粉对两种性别的SPF级昆明种小鼠急性经口毒性试验，12h累积两次灌胃总量为10g/kg·BW（相当于人群推荐日摄入量0.033g/kg·BW的300倍），观察两周内动物未见明显中毒症状，无动物死亡，按急性毒性分级标准评价，该受试物属实际无毒级。

二项致突变试验（骨髓细胞微核、小鼠精子畸变）结果均为阴性。

以1.5%、3.0%、6.0%比例将玛卡细粉加入基础饲料中进行90天大鼠慢性经口毒性喂养实验，连续经口给予13周。低、中、高剂量组雌、雄性大鼠实际摄入受试物的量分别相当于人群推荐日摄入量0.033g/kg·BW的46、93、187倍和43、87、175倍。试验结果表明：各组动物生长发育良好，对体重、食物利用率无不良影响；血液学检查，雌、雄性大鼠各受试物剂量组的白细胞计数及其分类、红细胞计数、血红蛋白各项血液学指标与对照组比较均无显著差异，且各项指标均在实验室

历史对照范围内；血生化检查，除中、高剂量组雌性大鼠的天门冬氨酸氨基转移酶、高剂量组雌性大鼠总胆固醇显著低于对照组（其测定值均在实验室内历史对照检测范围内），其他各受试物剂量组大鼠血清丙氨酸氨基转移酶（ALT）、天门冬氨酸氨基转移酶（AST）、总蛋白（TP）、白蛋白（ALB）、血糖（GLU）、血尿素氮（BUN）、血清肌酐（CREA）、总胆固醇（TCH）、甘油三酯（TG）测定生化指标与对照组比较均无显著性差异；脏器重量及脏/体比值与对照组比较，差异均无显著性；病理组织学检查，正常对照组与高剂量组除少数肝、肾、肺组织切片可见可逆性改变外，其余被检脏器均未见明显毒性所致的病理损伤。

以上结果表明：玛卡细粉对小鼠急性毒性实际无毒、二项致突变结果阴性、90天喂养对动物生长发育临床观察指标无影响、脏器重量及脏/体比值以及病理组织无不良影响，因而作为保健食品是安全的。

安第斯山原产地秘鲁黑玛卡

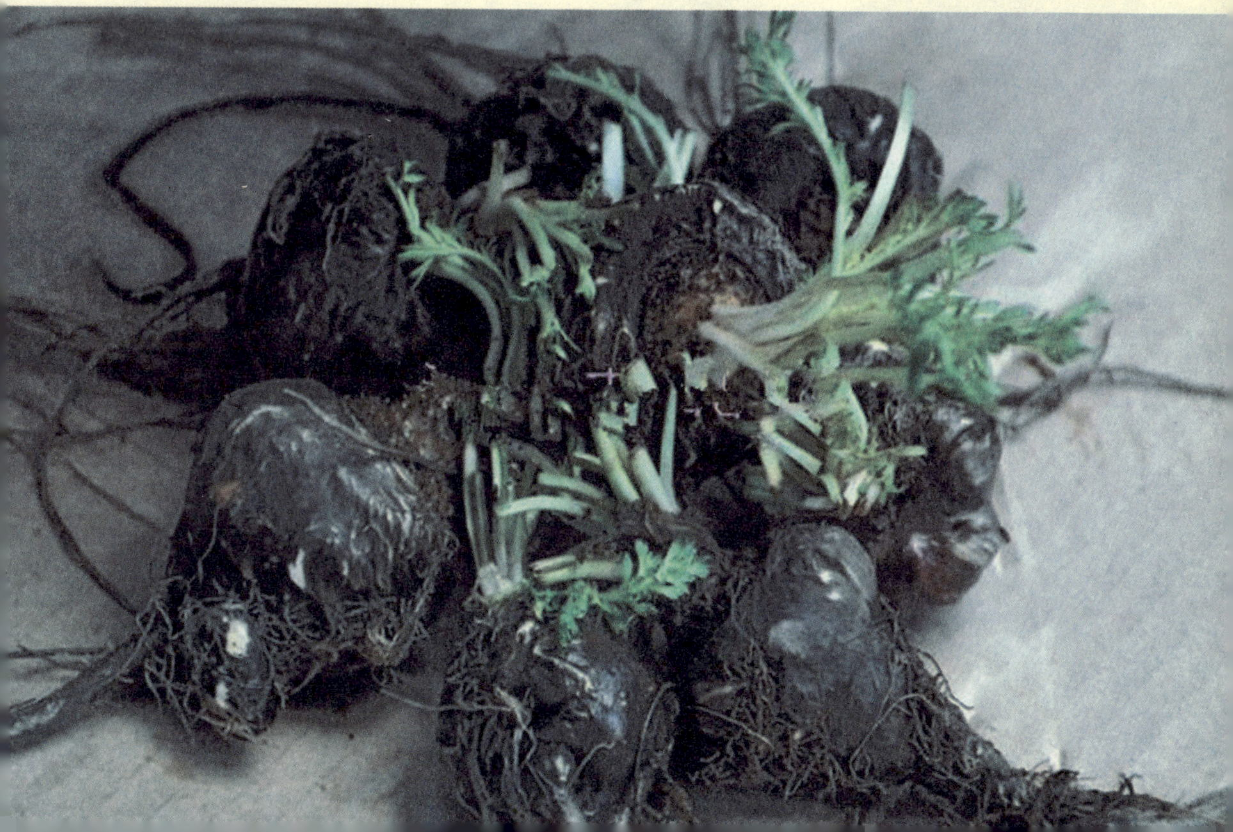

【参考文献】

[1] Gonzales GF,Cordova A,Vega K,et al.Effect of *Lepidium meyenii* (MACA) on sexual desire and its absent relationship with serum testosterone levels in adult healthy men[J].Andrologia,2002,34(6):367-372.

[2] Dini I,Tenore GC,Dini A.Glucosinolates from Maca (*Lepidium meyenii*)[J]. Biochemical Systematics and Ecology,2002,30(11):1087-1090.

[3] Bogani P,Simonini F,Iriti M,et al.*Lepidium meyenii* (Maca) does not exert direct androgenic activities[J].Journal of Ethnopharmacology,2006,104(3):415-417.

[4] Chung F,Rubio J,Gonzales C,et al.Dose-response effects of *Lepidium meyenii*(Maca) aqueous extract on testicular function and weight of different organs in adult rats[J].Journal of Ethnopharmacology,2005,98(1-2)143-147.

[5] H O, Meissner B, Kedzia PM,et al.Short and long-term physiological responses of male and female rats to two dietary levels of pre-gelatinized maca (lepidiumperuvianumchacon)[J].International journal of biomedical science,2006,2(1):13-28.

[6] Eduardo Bustos-Obregon,SandraYucra,Gustavo F. Gonzales.*Lepidium meyenii*(Maca) reduces spermatogenic damage induced by a single dose of malathion in mice[J].Asian Journal of Andrology,2005,7(1):71-76.

[7] Rubio J,Riqueros MI,Gasco M,et al.*Lepidium meyenii*(Maca) reversed the lead acetate induced-Damage on reproductive function in male rats[J].Food and Chemical Toxicology,2006,44(7):1114-1122.

[8] Cicero AF,Piacente S,Plaza A,et al.Hexanic Maca extract improves rat sexual performance more effectively than methanolic and chloroformic Maca extracts[J].Andrologia,2002,34(3):177-179.

[9] H O, MeissnerH, Reich-Bilinska A,et al.Therapeutic Effects of Pre-Gelatinized Maca (*Lepidium Peruvianum* Chacon) used as a Non-Hormonal Alternative to HRT in Perimenopausal Women - Clinical Pilot Study[J]. International journal of biomedical science,2006,2(2):143-59.

[10]Gustavof,Gonzales,Anaruiz,et al.Effect of *lepidium meyenii*(maca) roots on spermatogenesis of male rats[J].亚洲男性学杂志(英文版)Asian journal of andrology,2001,3(03):231-233.

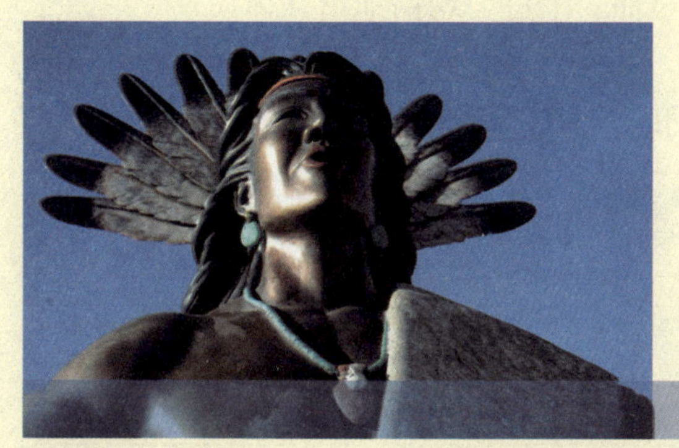

第四章

玛卡的临床研究

2009年中国台湾一家玛卡生产公司调查统计了全亚洲地区使用玛卡人群的情况，共计2030人，其中男性1940人，女性900人，结果见下表。

中国台湾所收集的服用玛卡30天的病例中，1680例精神不振、易疲劳者体力得到恢复，消除疲劳有效率为92.2%；340例经期不规律者恢复正常经期，有效率为88.7%；1120例缺乏性欲者性欲增强，有效率为94.6%；660例性功能障碍者性功能增强并改善，有效率为75.65%。目前在世界范围内，对玛卡的临床观察正在大规模地进行中。

1.1调节男性荷尔蒙，提高性能力

玛卡的作用是全面的，调节内分泌和刺激肾上腺素的分泌，从而使性功能增强、精子量增加，全面、渐进、均衡地增强体质。

表4-1 玛卡临床见证报告

使用前状况	人数	服用时间/天	有效率%	使用后说明
疲劳精神不振	1680	30	92.2	恢复体力，消除疲劳，恢复年轻
精神压力	230	30	69.6	消除压力情绪（上班族压力及现代人文明压力）
女性不孕	300	60	66.7	增强女性正常排卵功能
经期不规律	620	30	88.7	恢复正常经期，月经周期规律
妇女更年期综合征	340	30	73.5	更年期与气血不顺的问题得到解决
缺乏性欲	1120	30	94.6	恢复中老年年的生理需求与欲望
男子精子减少	300	60	60.0	男性精子数增加，增强生育能力
阳痿、早衰	470	30	69.4	重振男性雄风，增强性能力
男性更年期综合征	310	60	77.4	常保男性青春与活力
性功能障碍	660	30	75.6	解除男女性功能上的障碍，使得男女生活协调美满
高血压	740	60	70.3	恢复健康与正常的血压
糖尿病	210	60	57.1	检验后得到满意的控制
风湿病	310	60	82.0	酸痛与疲劳消失
支气管炎	130	60	84.6	支气管炎的症状得以改善
软骨症	160	60	62.5	解除软骨征的困扰
贫血症	440	60	86.4	增强血液循环、补血调气，促进新陈代谢
便秘	230	30	62.7	解除便秘的困扰、正常排便，恢复健康生活

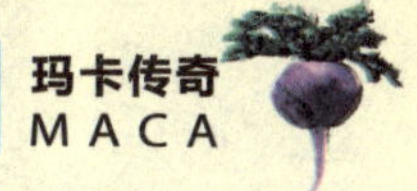

中央电视台新闻30分栏目报道，科学家经过12个星期的观察发现，服用玛卡的对象在性能力方面有了从180%到240%不等的提高，他们的平均活跃精子数量也增加了一倍多；并且，服用玛卡的实验对象表示，他们在日常生活中，感到比过去精力充沛和注意力集中，而不单纯是提高性能力。

表4-2 玛卡与其它提高性能力西药比较

玛卡	其它西药
全面、渐进、均衡地增强体质	药效来得猛去得快，只能短时间增强性功能，药效过后则更加疲惫
男女都可服用，双向调节荷尔蒙	仅供男（女）方服用，另一方只能被动地接受对方的药物反应
纯天然植物，无副作用	人工合成的药品，有副作用

由秘鲁卡耶塔诺大学科学家冈萨雷斯领导的小组，首次进行了玛卡对人体影响的研究。他们在新闻发布会上披露，对12名年龄在20-40岁之间的志愿者进行了三个月的研究发现，这些人的性欲增加了180%～200%，精子产生量增加了一倍多，精子密度由8.7×10^6个/μl上升到1.83×10^7个/μl。对于女性排卵障碍患者，玛卡活性成分作用于下丘脑及垂体，使垂体促性腺荷尔蒙等分泌增加，从而增加卵泡小体数量，促使卵子成熟、排卵。由些可见，玛卡在预防男女不孕不育上能起到重要的作用。

2007年，Gasco等人研究发现玛卡补充能有效提高动物体内精子的流动性和精子的数量；在人体实验方面，2001年的学者Gonzales等人以60名24-44岁男性进行临床试验，分别补充四个月安慰剂、每天1500毫克或每天3000毫克的玛卡萃取物。结果发现，给予玛卡补充者的精子数量均有增加。Gonzales等人（2002）另一项研究中，以21-56岁男性

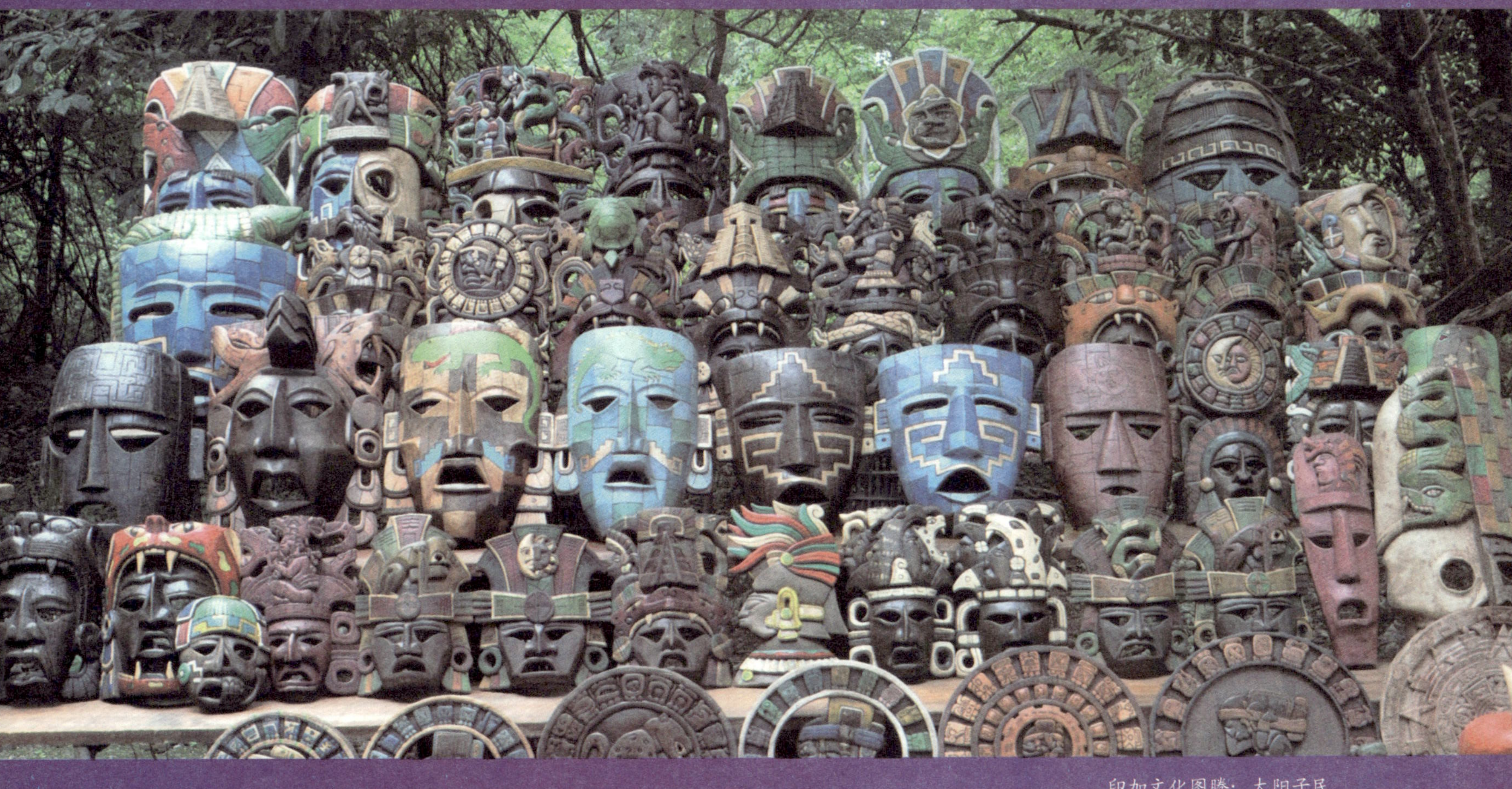

印加文化图腾：太阳子民

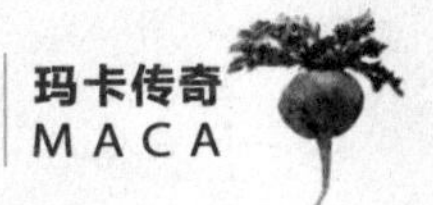

为研究对象，进行12周的玛卡补充（每天1500毫克或3000毫克），发现于补充期第8周时即可有效改善性欲望及精子数量，虽然体内睾酮等雄性荷尔蒙浓度并没有显著的变化，但临床研究中亦发现补充玛卡对减少受试者焦虑、抑郁，以及生活活力方面有所提升。

国外研究者报道，采用玛卡治疗不育或不孕夫妇，总妊娠率为55.50%。因此，玛卡能显著地提高生育力，其主要因素是玛卡能调控促卵泡成熟素（FSH）和促黄体生成素（LH）两种荷尔蒙的平衡释放。此外，秘鲁利马的研究人员对正常成年的24–44岁男性也进行了临床实验研究，让他们连续服用玛卡片（每天1500毫克或3000毫克），4个月后，发现其精液总量、每次射精子数量、活动精子数量以及精子的运动能力均有显著提高。

1.2 调节女性荷尔蒙，缓解更年期综合征

女性在生育能力与性活动正常时期后，要经过一段生育能力和性活动逐渐减弱到完全停止的过程，进入老年期。这一过程称为更年期。它包括绝经前期、绝经期、绝经后期。更年期综合征主要是由于卵巢功能衰退，性荷尔蒙缺乏引起的。

更年期综合征的临床征状多种多样，主要有月经不调，性欲降低、潮热、抑郁、失眠、健忘、骨质疏松、肥胖等。目前，治疗更年期综合征主要采用荷尔蒙代疗法（HRT），这种疗法直接补充外源雌性荷尔蒙，对更年期征状有较好的改善作用，但存在很多副作用，如厌食、恶心。长期大剂量应用可使子宫内膜过度增生、子宫出血、卵巢萎缩、乳房胀痛、水潴留、体重增加，甚至可能诱发癌征等。因此，许多更年期妇女对这种疗法有所顾忌，常不能坚持而自动放弃。

玛卡本身不含荷尔蒙，它作用于下丘脑和脑垂体，并调节肾上腺和胰腺的功能，平衡体内荷尔蒙水平。因此，它可缓解更年期综合征，而没有雌性荷尔蒙疗法的各种副作用。在秘鲁高海拔地区，当地

妇女长期食用玛卡，她们即使到了中年仍显得年轻有活力，而且乳腺癌发病率非常低。目前，日本和中国台湾地区妇女已经日益接受玛卡预防更年期综合征，并将玛卡作为保持女性娇美的滋补佳品。心脏病学家Jorge Malaspina 医生，在秘鲁利马把玛卡运用在实践中已有十年之久，认为玛卡不会和普通的荷尔蒙替代疗法一样引起卵巢的萎缩。这意味着玛卡可以在任何时间停止使用而不存在危险；还认为不同的医药植物都是依靠刺激卵巢而对卵巢起作用，而玛卡可以说它有“管理”卵巢的功能。Malaspina医生对于玛卡管理内分泌器官，如脑垂体、肾上腺和胰脏的方式也提出自己的看法。

同样将玛卡应用在那些子宫完全切除的女人也十分有效。一个血清雌二醇水平只有15（已经是非常低）的病人服用玛卡两个月后上升到75。Malaspina医生认为玛卡相对于HRT来说更好，因为玛卡能使肾制造足够的荷尔蒙来避免不良症状。在系统内循环着的外部荷尔蒙的出现给脑垂体和丘脑发出讯号提醒体内已有了足够的荷尔蒙数量，这样它们则停止制造荷尔蒙。当更年期到来的时候，卵巢萎缩而且不再制造身体自身运作所需要的最小量的雌荷尔蒙和孕酮。由于这个原因，其鼓励妇女们在更年期之前就开始服用玛卡。这可以帮助维持内分泌的平衡。

在中国台湾进行的临床报告表明，玛卡对改善更年期气血不顺和女性月经周期不稳定等征状的总有效率超过80%。秘鲁利马的Malaspina博士发现玛卡有利于子宫切除后的康复。中年妇女子宫切除后出现的一系列的绝经期症状可以通过长期服用玛卡来缓解，而且玛卡可以显著提高子宫切除后妇女血浆中雌荷尔蒙的水平。女性35岁以后荷尔蒙水平下降，衰老加速。玛卡能够促进女性荷尔蒙平衡，帮助改善睡眠和提高旺盛精力，并延缓衰老，推迟更年期的到来。

1.3 改善贫血症状

玛卡中含有较高含量的铁，这与它生长的高海拔、氧气稀薄的自然环境有关。贫血症患者每天服用20g玛卡粉，30天后，半数以上患者体内铁含量提高，贫血症状改善，抗疲劳的能力也相应得到加强。其抗贫血作用不仅与它本身含有的高含量铁有关，而且还和它里面的其他营养成分比如蛋白质、氨基酸、钙等有关。

1.4 增强肌肉的运动柔韧性

由于玛卡中含有均衡的营养物质和活性成分如支链氨基酸、植物类固醇、甾醇等物质。所以，它对增强肌肉耐力和力量，抵抗运动性疲劳，减少肌肉分解和运动性贫血具有显著的功效，可以替代国际禁止运动员使用的合成类固醇兴奋剂，而对人体不产生副作用，这一作用受到了广大运动员和体育爱好的青睐。长期服用玛卡可以有效地提高运动员的竞技水平，迅速消除疲劳，降低运动损伤，挑战人类运动生理极限。在韩日世界杯足球赛上玛卡成为国际足联指定的运动员精力补充剂，美国太空总署（NASA）也正式把玛卡作为太空飞行员的必备食品。以玛卡为必备食品的秘鲁喜马拉雅登山探险队（秘鲁8000）成功地征服了瓦斯卡兰山顶峰（秘鲁第一高峰，海拔6768m），完成了一项向人类运动极限的挑战。

1.5 有效降低血脂

高血脂患者服用玛卡一段时间后，血液中胆固醇、低密度脂蛋白（LDL）和甘油三酯水平与对照组相比有显著下降（$P<0.005$），这可能是因为玛卡中多不饱和脂肪酸亚油酸和亚麻酸含量较高（分别达到18.5%和8.87%）。亚油酸在体内与胆固醇结合成酯，易于将胆固醇转运至血管外组织，减少血管内胆固醇的沉积，并促使胆固醇转化为胆汁酸而排出。

【参考文献】

[1] Gonzales GF,Cordova A,Vega K,et al.Effect of *Lepidium meyenii* (MACA) on sexual desire and its absent relationship with serum testosterone levels in adult healthy men[J].Andrologia,2002,34(6):367–372.

[2] Dini I,Tenore GC,Dini A.Glucosinolates from Maca (*Lepidium meyenii*)[J]. Biochemical Systematics and Ecology,2002,30(11):1087–1090.

[3] Bogani P,Simonini F,Iriti M,et al.*Lepidium meyenii* (Maca) does not exert direct androgenic activities[J].Journal of Ethnopharmacology,2006,104(3):415–417.

[4] Chung F,Rubio J,Gonzales C,et al.Dose–response effects of *Lepidium meyenii*(Maca) aqueous extract on testicular function and weight of different organs in adult rats[J].Journal of Ethnopharmacology,2005,98(1–2)143–147.

[5] H O, Meissner B, Kedzia PM,et al.Short and long–term physiological responses of male and female rats to two dietary levels of pre–gelatinized maca (lepidiumperuvianumchacon)[J].International journal of biomedical science,2006,2(1):13–28.

[6] Eduardo Bustos–Obregon,SandraYucra,Gustavo F. Gonzales.*Lepidium meyenii*(Maca) reduces spermatogenic damage induced by a single dose of malathion in mice[J].Asian Journal of Andrology,2005,7(1):71–76.

[7] Rubio J,Riqueros MI,Gasco M,et al.*Lepidium meyenii*(Maca) reversed the lead acetate induced–Damage on reproductive function in male rats[J].Food and Chemical Toxicology,2006,44(7):1114–1122.

[8] Cicero AF,Piacente S,Plaza A,et al.Hexanic Maca extract improves rat sexual performance more effectively than methanolic and chloroformic Maca extracts[J].Andrologia,2002,34(3):177–179.

[9] H O, MeissnerH, Reich–Bilinska A,et al.Therapeutic Effects of Pre–Gelatinized Maca (*Lepidium Peruvianum* Chacon) used as a Non–Hormonal Alternative to HRT in Perimenopausal Women – Clinical Pilot Study[J]. International journal of biomedical science,2006,2(2):143–59.

[10]Gustavof,Gonzales,Anaruiz,et al.Effect of *lepidium meyenii*(maca) roots on spermatogenesis of male rats[J].亚洲男性学杂志(英文版)Asian journal of andrology,2001,3(03):231–233.

国家食品药品监督管理局
国产保健食品批准证书

批件号：　2006B0405

产品名称	玛卡牌玛卡益康咀嚼片		
申请人	武汉三和生物工程有限公司		
申请人地址	武汉市武昌区南湖花园4区20-204		
审批结论	经审核，该产品符合《中华人民共和国食品卫生法》和《保健食品注册管理办法》的规定，现予批准。		
批准文号	国食健字G20060327	有效期至	2011年3月12日
保健功能	增强免疫力、缓解体力疲劳		
标志性成分及含量	每100g含：氨基酸 6.36g、总皂甙 4.0g、锌 0.0028g		
适宜人群	免疫力低下者、易疲劳者		
不适宜人群	少年儿童、孕妇		
产品规格	0.5g/粒	保质期	24个月
注意事项	本品不能代替药物		
附件	产品说明书和产品质量标准		

国家食品药品监督管理局

2006年03月13日

保健食品注册专用章

No: 0000956

后记

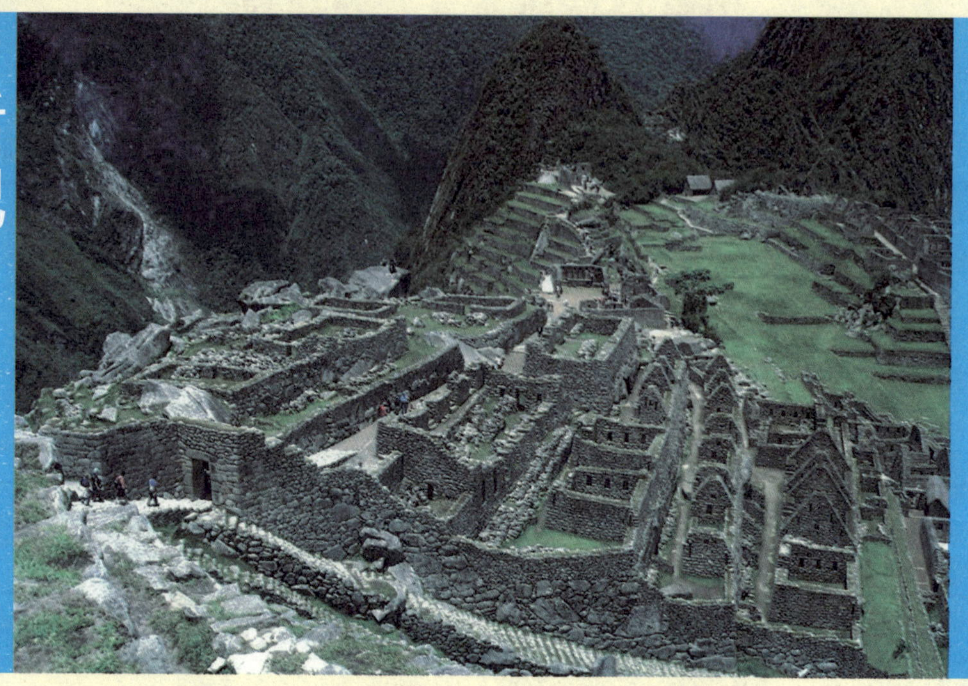

信自己，更信《玛卡传奇》

宇宙真的是太大、太大了！生活了几十亿人的地球，只不过是太阳系的一颗星球，而太阳系究竟一共有多少颗星球？银河系又有多少个星球？恐怕没有人知道。

就地球而言，大约6500万年之前，恐龙遭到灭绝，哺乳动物取而代之，慢慢有了古猿。在大约7万年前，类人猿又与灭绝擦肩而过。现代智人在火山、洪水、飓风的威胁下，顽强地生存，并逐渐繁衍与进化，有文字记载还不到1万年。我们每一个人，在无比浩瀚的宇宙中，在漫漫历史的长河里，真正是沧海一粟，多么渺小！但是，我们又非常自豪，因为我们人，是迄今为止考古所知道的最高等的生物。我们有思想、有感情、有语言、有文字……这是其他生物不能相比的。

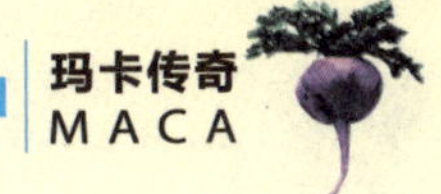

既然我们是人，就不同于一般的动物。

既然我们做男人，就要切实担负起男人的责任。

男人的责任如天，真是天大的责任。

男人的责任如山，真是沉重的责任。

男人要对国家负责，要对社会负责，要对工作负责，要对家庭负责，要对朋友负责，当然，也要对自己负责。在天职面前、在责任面前不逃避、不畏缩、不马虎、不推诿，只有勇挑重担、奋力向前！

男人要自信，要坚信自己有能力、有智慧、有办法、有胆量去伏虎降龙、披荆斩棘、迎接挑战、争取胜利。

男人要走好自己的路，虽然每个人脚下的路并不相同。有通衢大道、有山路崎岖、有风和日丽、有狂风暴雨……不管前途如何莫测，我们都要挺起腰杆，一步一个脚印走下去。男人应该清楚地明白：人生旅途怎能都是红地毯，怎能都是鲜花与掌声！

也许有人会问我："人生，到底有没有命运？"

我斩钉截铁地说："当然有！"

记得上高中时读过上海女作家戴厚英的小说《人啊，人！》，因为姓戴，我感到很自豪。书中有这样一段"命运之神看起来是那么强大，能把所有人都玩弄于股掌之间。多少个聪明过人、声势显赫的人物，都受到他的捉弄。他曾经使多少人陷入绝望，从而否定了自己。但是，为什么会出现这些问题，不正是因为我们缺乏自尊、自信和自觉吗？不正是由于我们把自己的一切无条件地交给命运之神去安排吗？如果我们恢复了自尊、自信和自觉呢？如果我们收回自己交出去的一切权利，我们就能主宰自己的命运！"

这段说得太很精彩了！"谋事在人，成事在天"。作为男人，一辈子要努力、一辈子要学习、一辈子要奋斗，任何情况下都不能气馁、不能屈服。这样就会觉得生活充实、问心无愧。如果我们付出了太多太多，却并没有预期的收获，也不必过分懊恼，也不必失望、沮丧或怨天尤人。应该冷静思索、认真总结。“胜败乃兵家常事”，成功就在下一次。有了这种乐观与豁达，就不会抑郁，也不会消沉，更不会一蹶不振。而且，越是困难的时候，越是要想到心中的宏伟目标与神圣使命，就会产生战胜困难的勇气与力量。

“十年修得同船渡，百年修得共枕眠。”男人应该对妻子负责，对家庭负责，对后代负责。在茫茫人海之中能找到另一半，这就是缘分，要珍惜、善待妻子。要表达性生活的愉悦与幸福。男人如果存在着生殖内分泌的疾病，不要羞于启齿、更不能讳疾忌医，必须科学对待，及时治疗。否则既害了自己，又对妻子不公平。当然不仅仅是生殖内分泌的疾病，任何系统的疾病都必须引起高度的重视，“有病不能拖，养病如养虎”。等到拖不下去的时候再去医院，可能已经病入膏肓，悔之晚矣。所以我常说：世上只有家最好，男女老少离不了。男人没家死的早，女人没家容颜老。有家看似平淡淡，没家立刻惨兮兮。外边世界千般好，不如回家乐逍遥！

男人首先要学会感恩。父母含辛茹苦把我们拉扯大，费了多少心血，做出多大牺牲！养育之恩当永世不忘，所以必须孝敬父母。说实话，父母的今天就是我们的明天，我们也必须为下一代作出好的榜样。那种忤逆父母、不尊重父母的人，枉为人子，不如畜生！“树欲静而风不止，子欲养而亲不待”的内疚与痛苦，是无法弥补的终生遗憾！对于人性问题东西方大同小异。至圣先师孔子提出“君子有三戒：少之时，血气未定，戒之在色；及其壮也，血气方刚，戒之在斗；及其老也，血气既衰，戒之在得。”若能践行这三戒，则可以减少许多婚变、情杀、斗殴与意外。美国的戴尔·卡耐基《人性的弱点》，列举了人的虚荣心、懦弱、愚昧、自暴自弃、因循与寡断、坏脾气、罗嗦、无礼、嫉妒、自私等，并指出纠正与克服的方法。人性的这些问题，我们应该尽力摒弃。

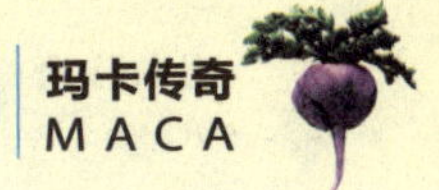

人生是什么？这是一个很大很深奥的课题，不同经历的人、不同文化层次的人，回答肯定不同。

“人生如梦，一樽还酹江月。”苏东坡的《念奴娇·赤壁怀古》里的句子；

“人生就是戏，唱不完的戏。有的时候悲，有的时候喜。”邓丽君的歌曲里，回荡着他的旋律；

我一生铭记母亲的教诲：作为一名男人，要老老实实做人，认认真真做事。要知恩图报尊敬长辈与老师、对家庭要担负起责任、力所能及帮助亲戚与朋友、不惧怕强者、不欺负弱者、要自强不息、奉献不止。要多做善事、好事，千万不能做坏事、缺德事……。

姥姥常说：“人生在世，就是个过客，别太执着！”歌声里“远方的客人请你留下来”，留下来多住些时日，过得开开心心，快快乐乐，尽可能地做点好事，至少留下个好名声。既然是“客”，就该送礼尚往来。来的时候，谁都是赤条条的，什么都没带。这没关系，大家可以一边做客，一边慢慢地想。至于送什么礼？送多少礼？礼重礼轻、礼厚礼薄，这就要看每个人的机缘了。

公元前500年，孔孟老庄送来四部《中华经典》；

117年，张衡送了一架“浑天地动仪”；

450年，祖冲之送了一个“精确圆周率”；

1550年，李时珍送来一部《本草纲目》；

1560年，吴承恩送来一部《西游记》；

1859年，达尔文送来一部《物种起源》；

1867年，马克思送了一部《资本论》；

1876年，贝尔送了第一部电话；

1877年，爱迪生送来一部留声机；

1951年，玛格丽特·桑格夫人送来一片避孕药；

2009年，乔布斯送来一部苹果3S智能手机。

这些都是重礼、厚礼！虽然送礼人都去见马克思，但是每当看到、想到、用到他们送的这些礼物，大家还是会铭记恩情。现在还在做客的男人们，当然也包括女人们，是否也愿意留下点值得纪念的礼物来证明自己来过，至少是留名于后世！

信自己，我用十年写了一部《玛卡传奇》，大家仔细阅读一定会有收获。十年磨一剑，我相信：你的传奇一定更精彩！